Quelle alimentation avec la cortisone ?

MENARD Cédric.
DIETETICIEN-NUTRITIONNISTE.
Diplômes d'Etat français.

Merci infiniment d'avoir acheté cet ouvrage.

Edition : BoD - Books on Demand
12/14 rond-point des Champs Elysées, 75008 Paris
Imprimé par Books on Demand GmbH, Norderstedt, Allemagne
ISBN : 9782322102075
Dépôt légal : juin 2018

Bonjour et merci infiniment de votre confiance.

Je m'appelle MENARD Cédric, et je suis diététicien-nutritionniste diplômé d'Etat. J'ai effectué une partie de mes études de diététique au sein de l'hôpital psychiatrique de Picauville, ainsi qu'aux services de néphrologie et de gastro-entérologie au C.H.U de Rennes. Une fois diplômé, je me suis installé comme diététicien-nutritionniste en profession libérale en 2008. J'ai profité de mes premiers mois d'installation pour me spécialiser en micro-nutrition, et fus diplômé du Collège Européen Nutrition Traitement Obésité (CENTO) en 2009.

Attention : cet ouvrage n'est pas adapté à la perte de poids. Il fut élaboré pour vous apporter une réponse diététique parfaitement adaptée à la corticothérapie par voie orale exclusivement en cas de maladies rhumatismales, respiratoires ou immunitaires, ainsi qu'en cas de maladies oculaires et lors de sclérose en plaque (en dehors de certaines mesures diététiques supplémentaires conseillées lors de cette pathologie). Cet ouvrage n'est cependant pas adapté à de quelconques intolérances ou allergies alimentaires : il vous appartiendra donc d'être vigilant(e) dans l'application des menus de proposés, et d'y faire, le cas échéant, une sélection alimentaire appropriée, notamment, par exemple, en cas d'intolérance au lactose. Cet ouvrage n'est pas adapté non plus à la maladie de Crohn ni à la rectocolite hémorragique ou autres colites inflammatoires, il n'est pas non plus parfaitement adapté à la plupart des cancers traités sous corticothérapie.

Mon site Internet : **www.cedricmenarddieteticien.com**
Mon numéro de certification professionnelle **ADELI**, enregistré auprès de la DDASS : 509500435.

Sommaire

La corticothérapie

☝ **Attention : cet ouvrage n'est pas adapté à la perte de poids. Il fut élaboré pour vous apporter une réponse diététique parfaitement adaptée à la corticothérapie par voie orale exclusivement en cas de maladies rhumatismales, respiratoires ou immunitaires, ainsi qu'en cas de maladies oculaires et lors de sclérose en plaque (en dehors de certaines mesures diététiques supplémentaires conseillées lors de cette pathologie). Cet ouvrage n'est cependant pas adapté à de quelconques intolérances ou allergies alimentaires : il vous appartiendra donc d'être vigilant(e) dans l'application des menus de proposés, et d'y faire, le cas échéant, une sélection alimentaire appropriée, notamment, par exemple, en cas d'intolérance au lactose. Cet ouvrage n'est pas adapté non plus à la maladie de Crohn ni à la rectocolite hémorragique ou autres colites inflammatoires, il n'est pas non plus parfaitement adapté à la plupart des cancers traités sous corticothérapie.**

L'usage de la corticothérapie par voie orale nécessite certaines règles nutritionnelles indispensables que sont :

- La réduction drastique de vos apports alimentaires en sodium (sel de table et sels cachés dans vos aliments).
- La réduction de vos apports alimentaires en sucres rapides (saccharose et glucose notamment).
- L'augmentation de vos apports alimentaires en calcium et en vitamine D.
- Des apports alimentaires suffisants en protéines animales.

Les règles hygiéno-diététiques de base sont donc en cas de corticothérapie par voie orale :

1- **Ne pas consommer** les aliments suivants, qui font partie des aliments **les plus riches en sodium** (sel) :

- Le sel de table.
- Toutes les charcuteries.
- Tous les crustacés, coquillages, œufs de poissons dont le caviar.
- La choucroute (chou fermenté).
- Les condiments, moutarde, câpre, cornichon, sel de céleri.
- Olives, biscuits apéritifs, oléagineux apéritifs (cacahuète, pistache...)
- Le beurre salé et la margarine végétale salée.
- Toutes les viandes **fumées** et tous les poissons **fumés**.
- Toutes les viandes et les poissons **salés**.
- Tous les jambons (blanc, fumé, braisé...)
- Les chips.
- Le pain standard et les biscottes standards.
- Les légumes surgelés **si consommés avec leur sachet d'épices** de fourni avec.
- Tous les jus de légumes.
- Tous les potages en brique, en sachet ou surgelés.
- Tous les plats du traiteur, frais ou surgelés.
- Tous les plats industriels tout prêts, surgelés ou non.
- Toutes les sauces du commerce.
- La levure alsacienne.
- Les bouillons de viandes ou de légumes en cube (genre KUB).
- Les bonbons, les pastilles Vichy.
- Toutes les conserves **ne portant pas** la mention « sans adjonction de sel ».
- Le jus de tomate industriel.
- Toutes les pâtisseries du commerce.
- Certaines eaux gazeuses (point étudié plus en détails ultérieurement dans l'ouvrage).
- La majorité des fromages affinés.

Pourquoi ? Ce sont les aliments courants les plus riches en sodium. La suppression alimentaire de tous ces aliments correspond au régime **pauvre en sodium « large »** (le moins sévère et le plus répandu. En règle général, le respect et le suivi de celui-ci est suffisant).

A savoir : il existe du **sel « de régime »** (appauvri, voire totalement dépourvu en sodium), en vente dans les supermarchés (« Minisel » de « La baleine » par exemple), ou encore en vente en pharmacie (de la marque Bouillet). Si vous avez du mal à manger sans sel, n'hésitez pas à les consommer. **ATTENTION : interdiction formelle de consommer ce sel de régime si vous êtes insuffisant(e) rénal(e), car risque mortel**. En effet, dans le sel de régime, le sodium (chlorure de sodium) est remplacé par du potassium (chlorure de potassium), et chez les patients insuffisants rénaux, il est absolument impératif de réduire au maximum les apports en potassium, en plus des apports en sodium (entre autres).

2- **Limiter au maximum** la consommation de tous les aliments riches en sucres rapides : sucre blanc, confiture, miel, chocolat, gâteaux, viennoiseries, confiseries, biscuits sucrés...

A savoir : les édulcorants que sont l'aspartame, le sucralose, les extraits de Stévia... ne sont pas des produits sucrés, mais ils en apportent la sensation lors de leur consommation. Ils sont **parfaitement consommables** dans le cadre de votre corticothérapie par voie orale.

3- Avoir une alimentation **suffisamment riche** en protéines animales : viandes, poissons, œufs, produits laitiers...

4- Veillez à consommer **suffisamment** de calcium et de vitamine D. Les **meilleures sources alimentaires en calcium** sont **tous les produits laitiers et surtout ceux d'origine animale**. On parle d'excellente biodisponibilité du calcium d'origine laitière. C'est dû à la présence conjointe de protéines animales et de la vitamine D. Mais on trouve également du calcium dans les viandes, poissons (notamment dans leurs arêtes), les œufs, les légumes verts, les fruits (notamment les fruits oléagineux), chez certaines graines (les graines de sésame sont **les plus grosses sources alimentaires connues à ce jour en calcium**), les eaux calcaires (du robinet ou dans certaines eaux minérales : La Talians, Courmayeur, Contrex...) ainsi que dans des laits végétaux tels les laits de soja, d'amande, de noisette...

A savoir : le magnésium et le calcium sont **en compétition pour leur absorption intestinale**. Si absorbés **en même temps**, le magnésium est assimilé **en priorité** par rapport au calcium, ce qui rends donc vos apports alimentaires en calcium **nettement moins intéressants**, et donc nettement moins efficaces. Donc, si vous devez supplémenter votre alimentation en magnésium, consommez ce dernier **en dehors** de vos apports alimentaires en calcium. **De plus, évitez de boire des eaux riches en magnésium telle l'Hépar par exemple, notamment en mangeant**.

Comment se présente cet ouvrage ?

1er travail : **nous commencerons par effectuer une enquête alimentaire. Il s'agit du chapitre 1.**

L'enquête alimentaire est un travail diététique absolument indispensable devant être mis **sérieusement** en pratique.

Cette enquête alimentaire sous forme de questionnaires sera partagée en trois tableaux **à points** : le premier concernera votre petit-déjeuner, le deuxième votre déjeuner et enfin le dernier vous interrogera sur votre dîner. Bien entendu, celle-ci est spécifiquement étudiée afin de me permettre de vous fournir un avis critique et constructif sur vos habitudes alimentaires **en rapport avec la corticothérapie par voie orale en cours**.

En fonction des points obtenus **au sein de chaque repas interrogé**, je vous proposerai un avis nutritionnel constructif et critique, **en rapport avec vos habitudes alimentaires associées à votre corticothérapie en cours.**

Notre premier travail aura donc pour but de vous permettre de prendre conscience de vos erreurs alimentaires, suivi d'une correction de vos erreurs nutritionnelles.

2eme travail : **je vous présenterai chaque famille alimentaire. Il s'agit du chapitre 2.**

Il s'agira de vous familiariser avec toutes les familles alimentaires, de vous permettre de bien appréhender l'importance de chacune d'entre elles, afin de mieux gérer sur le plan nutritionnel votre alimentation pendant votre corticothérapie. De nombreux conseils **hygiéno-diététiques** vous seront proposés, vous aidant ensuite à faire les choix les plus judicieux.

3eme travail : **avec les bons outils nutritionnels, place à la pratique ! Il s'agit du chapitre 3.**

Ce troisième chapitre concernera la diététique pure.

En effet, dans la première partie de ce troisième chapitre, je vous proposerai l'élaboration de six jours de menus **très détaillés**, concernant votre petit-déjeuner, déjeuner et dîner. Cette première partie ayant pour but **l'apprentissage** de vos nouvelles habitudes alimentaires, **adaptées à la corticothérapie par voie orale en cours**.

Dans la deuxième partie, je vous proposerai trois semaines de menus adaptées à votre **corticothérapie** en cours. Ces trois semaines de menus viendront illustrer et clore votre apprentissage nutritionnel.

4eme et dernier travail : **les bilans diététiques hebdomadaires.**

A la fin de chaque semaine, je vous proposerai de nouvelles enquêtes alimentaires à points, exactement sous la même forme que l'enquête alimentaire que vous allez effectuer dès le début de cet ouvrage.

Evidemment, en fonction de vos points hebdomadaires obtenus, une synthèse critique et constructive vous sera soumise : elle sera mauvaise, moyenne, bonne ou **je l'espère très bonne**.

Cette synthèse hebdomadaire n'aura que pour seule et unique finalité que celle de vous aider à progresser **efficacement et intelligemment**, dans votre apprentissage nutritionnel imposé par votre corticothérapie par voie orale en cours : le but étant de toujours améliorer, semaine après semaine, vos résultats.

En faisant ainsi régulièrement le point sur vos résultats, vous progresserez efficacement et sûrement ! ***Bon courage !***

Chapitre 1
L'ENQUETE ALIMENTAIRE

Commençons notre collaboration par une enquête alimentaire. Seul l'aspect **qualitatif** de votre alimentation y sera étudié, l'aspect **quantitatif** ayant peu d'intérêt. Remplissez les tableaux qui se succèdent au sein de ce chapitre, en essayant d'être la ou le plus impartial(e) et objectif(ve) possible.

Le petit-déjeuner

Les **astérisques*** vous renvoient à la légende qui correspond aux groupes alimentaires concernés à la fin du tableau, soit à la page N°20. **Il est très important de vous y rendre, avant de répondre aux questions posées**, afin d'éviter des erreurs d'incompréhension, pouvant remettre en cause la fiabilité de votre enquête alimentaire.

Vos habitudes alimentaires (lors de la corticothérapie).	**Point(s) acquis.**
Je **ne** consomme **jamais rien** au petit-déjeuner. (Le fait de ne consommer qu'un jus de fruit, café, thé, verre d'eau... correspond à ce cas de figure). *Comptabilisez 0 point.* **Vous pouvez dans le cas présent, vous rendre directement à la page N°22 <u>sans remplir ce tableau</u>.**	

Il m'arrive <u>fréquemment</u> de **ne rien consommer** au petit-déjeuner, mais **je fais** des efforts pour manger. *Comptabilisez **2 points**.*	
Je consomme **<u>toujours</u>** un petit-déjeuner. *Comptabilisez **10 points**.*	
Il m'arrive de consommer au petit-déjeuner du beurre ou de la margarine **salé(e)**. *Comptabilisez **0 point**.*	
Je **ne** consomme **<u>jamais</u>** au petit-déjeuner du beurre ou de la margarine **salé(e)**. *Comptabilisez **12 points**.*	
Il m'arrive de consommer au petit-déjeuner de la viande et/ou du poisson et/ou des œufs et/ou leurs assimilés*. *Comptabilisez **0 point**.*	
Je **ne** consomme **<u>jamais</u>** au petit-déjeuner, de la viande et/ou du poisson et/ou des œufs et/ou leurs assimilés*. *Comptabilisez **8 points**.*	
Il m'arrive de consommer au petit-déjeuner de la charcuterie, des plats du traiteur ou des plats industriels. *Comptabilisez **0 point**.*	

Je **ne** consomme **<u>jamais</u>** au petit-déjeuner, de la charcuterie, des plats du traiteur ou des plats industriels. *Comptabilisez **12 points**.*	
Il m'arrive de **ne pas** consommer au petit-déjeuner des féculents* (pain, biscotte, céréales...) *Comptabilisez **0 point**.*	
Je consomme **à chaque** petit-déjeuner, des féculents* (pain, biscotte, céréales...) *Comptabilisez **10 points**.*	
Il m'arrive de consommer au petit-déjeuner, des aliments salés **<u>et</u>** sucrés tels des viennoiseries, pains au lait, brioches... *Comptabilisez **0 point**.*	
Je **ne** consomme **<u>jamais</u>** au petit-déjeuner, des aliments salés **<u>et</u>** sucrés tels des viennoiseries, pains au lait, brioches... *Comptabilisez **12 points**.*	
Il m'arrive de consommer des aliments industriels pour le petit-déjeuner tels : mueslis, céréales soufflées, biscuits... *Comptabilisez **0 point**.*	
Je **ne** consomme **<u>jamais</u>** des aliments industriels pour le petit-déjeuner tels : mueslis, céréales soufflées, biscuits... *Comptabilisez **12 points**.*	

Il m'arrive de **ne pas** consommer au petit-déjeuner, mon pain ou mes biscottes **sans sel**. *Comptabilisez **0 point**.*	
Je consomme **toujours** au petit-déjeuner, mon pain ou mes biscottes **sans sel**. *Comptabilisez **12 points**.*	
Il m'arrive de **ne pas** consommer au petit-déjeuner un produit laitier*. *Comptabilisez **0 point**.*	
Je consomme **à chaque** petit-déjeuner au moins un produit laitier*. *Comptabilisez **12 points**.*	
Il m'arrive de consommer du fromage **affiné*** au petit-déjeuner. *Comptabilisez **0 point**.*	
Je **ne** consomme **jamais** de fromage **affiné*** au petit-déjeuner. *Comptabilisez **10 points**.*	
Je **ne** consomme **jamais** au petit-déjeuner, un fruit et/ou jus de fruit et/ou compote. *Comptabilisez **0 point**.*	
Il m'arrive de consommer au petit-déjeuner, un fruit et/ou jus de fruit et/ou compote. *Comptabilisez **5 points**.*	

Il m'arrive de consommer au petit-déjeuner, des aliments riches en sucre* (**hors** fruits et/ou compotes de fruits). *Comptabilisez **0 point**.*	
Je **ne** consomme **jamais** au petit-déjeuner, des aliments riches en sucre* (**hors** fruits et/ou compotes de fruits). *Comptabilisez **12 points**.*	
Il m'arrive de petit-déjeuner avec la salière sur la table. *Comptabilisez **0 point**.*	
Je **ne** petit-déjeune **jamais** avec la salière sur la table. *Comptabilisez **12 points**.*	
TOTAL DE(S) POINT(S). ***Rendez-vous à la page N°21.***	

Légende des tableaux

* Les **assimilés** des viandes, poissons, œufs sont les plats alimentaires (industriels ou non) à base de viande(s), et/ou de poisson(s) et/ou d'œufs tels des quiches, les pains de poissons, le hachis, les fruits de mer (coquillages, crustacés...), les cordons bleus au jambon, les charcuteries que sont les rillettes, pâtés, saucissons, boudins noirs, saucisses, chair à saucisse, merguez...

* Consultez la liste des **féculents** sur mon site Internet : www.cedricmenarddieteticien.com

* Consultez la liste des **légumes verts** sur mon site Internet : www.cedricmenarddieteticien.com

* Les **produits laitiers** sont tous les aliments dénommés comme « laits » : les laits de mammifères **<u>et</u>** les laits végétaux.

* Les **fromages affinés** sont le camembert, emmental, rouy, bûche de chèvre...

* **30g environ de fromage affiné** correspondent à la valeur d'un huitième de camembert par exemple.

* Les **aliments riches en sucre** sont tous les produits alimentaires à base de sucre. Attention, les produits édulcorés à base d'aspartame, de sucralose, d'extraits de Stévia... ainsi que les produits alimentaires qui sont dits « light » ou « zéro »... **<u>ne sont pas des aliments riches en sucre</u>**. Les produits sucrés concernés sont : le sucre blanc, sucre roux, les confitures, les gelées, le miel, les chocolats, les sirops, les confiseries, les pâtes à tartiner chocolatées, pain au lait fourré ou non, beignets, sablés, viennoiseries, gâteaux...

* Le **sel de régime** est un sel uniquement composé de chlorure de potassium (l'idéal) ou composé en partie de chlorure de potassium et en partie de chlorure de sodium (qui est moins intéressant).

Résultats de l'enquête alimentaire concernant votre petit-déjeuner

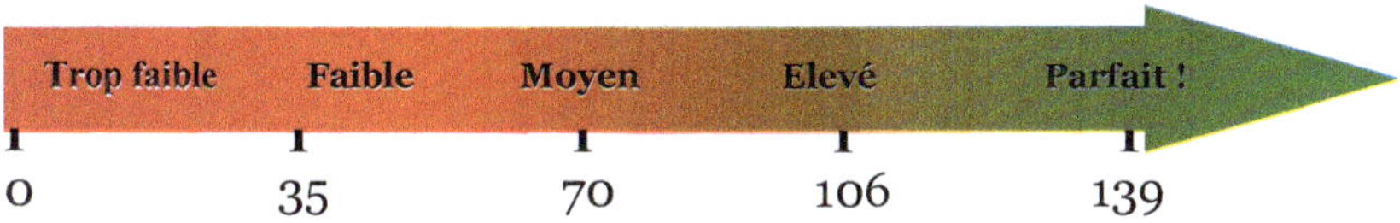

Baromètre de votre résultat

➢ *Vous avez comptabilisé **0 point.***

- *Rendez-vous à la **page suivante**.*

➢ *Vous avez comptabilisé un total de points, **compris entre 1 point et 69 points inclus.***

- *Rendez-vous à **la page N°23**.*

➢ *Vous avez comptabilisé un total de points, **compris entre 70 points inclus et 138 points inclus.***

- *Rendez-vous à la **page N°24**.*

➢ *Vous avez comptabilisé **139 points.***

- *Rendez-vous à la **page N°25**.*

- *Vous avez comptabilisé 0 point ?*

« **Je ne consomme jamais rien au petit-déjeuner. (Le fait de ne consommer qu'un jus de fruit, café, thé, verre d'eau… correspond à ce cas de figure)**. »

Se priver de petit-déjeuner est catastrophique pour votre métabolisme. En effet, votre métabolisme a besoin pour bien fonctionner d'une **alimentation équilibrée quotidienne**. Les fondamentaux d'une alimentation équilibrée vous seront expliqués ultérieurement dans l'ouvrage. Ne pas consommer de petit-déjeuner ne peut sous aucun cas vous aider, **bien au contraire** !

Il vous faut donc corriger cette très mauvaise absence alimentaire dès à présent, même si vous n'avez jamais faim à l'heure du petit-déjeuner. Si vous ne consommez jamais (ou presque jamais) rien au petit-déjeuner, votre estomac ne se prépare donc pas à recevoir, dès le réveil matinal, un bol alimentaire : il est donc toujours en « veille ». Dans ce cas, il fait de la résistance, l'appétit n'est pas présent, vous avez du mal à avaler… Dans ce cas précis, mangez **lentement** et en de **petites quantités** au début, afin d'habituer votre estomac à se mettre au travail dès votre réveil, puis vous augmenterez progressivement les quantités, jusqu'à atteindre les objectifs alimentaires proposés ultérieurement dans l'ouvrage.

Evidemment des règles nutritionnelles seront à mettre en pratique, il ne s'agira pas de consommer n'importe quoi. Dans un premier temps vous favoriserez les féculents et les produits laitiers. Ces points fondamentaux seront étudiés plus tard dans l'ouvrage.

➢ *Vous pouvez vous rendre directement à la page N°25.*

- *Vous avez comptabilisé de 1 point à 69 points inclus ?*

➢ Si vous avez comptabilisé 10 points dans la case du tableau intitulée : « **Je consomme toujours un petit-déjeuner**. »

Bravo ! C'est très positif. **Poursuivez dans cette dynamique nutritionnelle positive**.

➢ Si vous avez comptabilisé 2 points dans la case du tableau intitulée : « **Il m'arrive fréquemment de ne rien consommer au petit-déjeuner, mais je fais des efforts pour manger**. »

Je vous invite à consulter **également** la page précédente, concernant l'absence de petit-déjeuner et ses conséquences nutritionnelles.

Quoi qu'il en soit, et quel que soit votre score comptabilisé, compris entre **1** et **69 points** inclus, je m'interroge sur **la qualité nutritionnelle** de votre petit-déjeuner, qui ne peut être qu'anarchique, aléatoire, et **totalement déséquilibré**. Votre petit-déjeuner doit être retravaillé en profondeur. En effet, la totalité de vos points comptabilisés, à l'issue de votre enquête alimentaire, laisse entrevoir un petit-déjeuner qui **n'est pas du tout adapté** à la corticothérapie. Il est très fortement probable que votre petit-déjeuner soit trop pauvre en calcium (de part une consommation non systématique de produit laitier), peut-être est-il également en règle générale trop salé voire même trop sucré... Les féculents sont-ils toujours présents ? J'en doute fort... Des efforts vont vous être demandés, mais avec un peu de bonne volonté, vous parviendrez à remettre de l'ordre au sein de vos petits-déjeuners !

➢ *Vous pouvez vous rendre directement à la page N°25.*

- Vous avez comptabilisé de 70 points inclus à 138 points inclus ?

➢ Si vous avez comptabilisé 10 points dans la case du tableau intitulée : « **Je consomme toujours un petit-déjeuner**. »

Bravo ! C'est très positif. **Poursuivez dans cette dynamique nutritionnelle positive**.

➢ Si vous avez comptabilisé 2 points dans la case du tableau intitulée : « **Il m'arrive fréquemment de ne rien consommer au petit-déjeuner, mais je fais des efforts pour manger**. »

Je vous invite à consulter **également** la page N°22, concernant l'absence de petit-déjeuner et ses conséquences nutritionnelles.

➢ Plus votre score comptabilisé est proche des **70 points**, et plus votre petit-déjeuner est plus ou moins déséquilibré et n'est pas adapté à la corticothérapie. De nombreuses erreurs alimentaires sont présentes et devront être corrigées ! Il n'est pas certain que vos apports alimentaires en calcium soient suffisamment couverts au sein de vos petits-déjeuners. Peut-être votre alimentation est-elle trop sucrée, voire trop salée... des changements nutritionnels sont à opérer dès à présent.

➢ Plus vous vous rapprochez des **138 points** comptabilisés, et plus vos petits-déjeuners sont plus ou moins **convenablement équilibrés**, mais ils ne sont cependant **pas parfaits** non plus. Dans le cas présent, votre petit-déjeuner va notamment dans le sens d'une alimentation suffisamment riche en calcium, et suffisamment pauvre en sodium (sel) et en sucre. Cependant, des ajustements d'ordre nutritionnel seront nécessaires.

➢ *Vous pouvez vous rendre à la page suivante.*

- *Vous avez comptabilisé 139 points ?*

Si vous avez comptabilisé 139 points, votre petit-déjeuner est parfaitement adapté à l'accompagnement diététique de votre corticothérapie par voie orale.

☝ **Pour celles et ceux qui n'ont pas comptabilisé ce nombre de points maximal, voici ce qu'il fallait faire <u>et ce qu'il faudra désormais toujours faire</u>** :

- Vous ne vous privez **jamais** de petit-déjeuner.

- Vous **ne consommez pas** de matière grasse salée.

- Vous **ne consommez pas** au petit-déjeuner de la viande ou du poisson ou des œufs ni leurs assimilés*.

- Vous consommez **à chaque** petit-déjeuner des féculents **<u>non salés</u>**.

- Vous consommez un ou des produits laitiers **à chaque** petit-déjeuner. Mais il ne s'agit **jamais** de fromage affiné.

- Vous consommez un fruit (ou assimilé : jus de fruit, compote de fruit...) au petit-déjeuner.

- Vous **ne consommez pas** de sucre ni d'aliment riche en sucre au cours du petit-déjeuner.

- Votre consommation de sel (sodium) au cours de vos petits-déjeuners semble être bien maitrisée, ce qui est fondamental pendant la corticothérapie. Idem pour votre consommation globale de sucres rapides.

Les apports en matières grasses

➢ Si vous avez comptabilisé 0 point dans la case du tableau intitulée : « **Il m'arrive de consommer au petit-déjeuner du beurre ou de la margarine salé(e).** »

Résultat : il s'agit d'une très mauvaise réponse liée à votre corticothérapie.

Concernant votre régime alimentaire pendant la corticothérapie, la consommation quotidienne de beurre, de margarine végétale... ne posera pas de problème. Cependant ceux-ci **ne doivent pas** être consommés **salés**. Un autre point (moins important celui-là) réside dans les quantités de consommées. Il sera en effet plus ou moins important de veiller également à en limiter votre consommation quotidienne.

Sur un plan strictement nutritionnel, ne pas consommer ces matières grasses régulièrement (voire quotidiennement) n'est pas une bonne stratégie, car celles-ci apportent également d'autres vitamines essentielles telles les vitamines A, **D** (la vitamine D joue un rôle essentiel pendant la corticothérapie) et E. La consommation régulière, voire quotidienne de matières grasses, et au mieux celle de beurre est conseillée.

A savoir : le beurre est source de vitamine **D** dont la carence doit être absolument évitée en cours de corticothérapie.

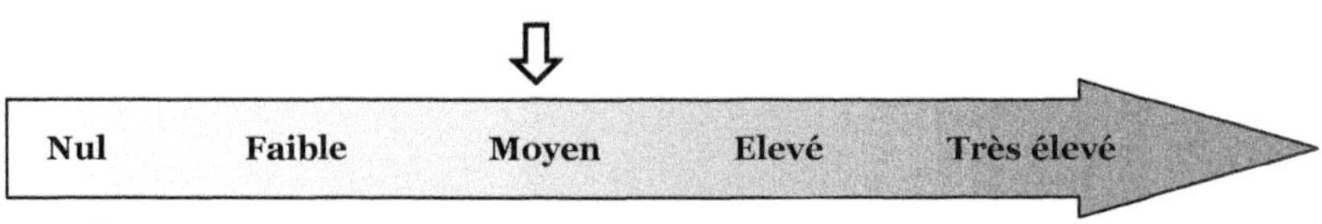

Degré de surveillance lors de la corticothérapie au petit-déjeuner

Les apports en viande, poisson, œuf...

➢ Si vous avez comptabilisé 0 point dans la case du tableau intitulée : « **Il m'arrive de consommer au petit-déjeuner de la viande et/ou du poisson et/ou des œufs et/ou leurs assimilés***. »

<u>Et/ou</u>

➢ Si vous avez comptabilisé 0 point dans la case du tableau intitulée : « **Il m'arrive de consommer au petit-déjeuner de la charcuterie, des plats du traiteur ou des plats industriels.** »

<u>Résultat</u> : il s'agit de deux mauvaises réponses, notamment la seconde.

Concernant votre régime alimentaire pendant la corticothérapie, consommer un aliment de ce groupe alimentaire au cours du petit-déjeuner n'est pas utile. Le pire réside dans la consommation de charcuteries, de plats industriels ou du traiteur, qui sont toujours beaucoup trop riches en sodium, et qui sont donc totalement contre-indiqués.

Sur un plan strictement nutritionnel, les aliments de ce groupe alimentaire sont des apports élevés en acides gras saturés, mais également en cholestérol qui favorisent, **si consommés en excès**, les maladies cardiovasculaires. Leur consommation au petit-déjeuner est donc déconseillée.

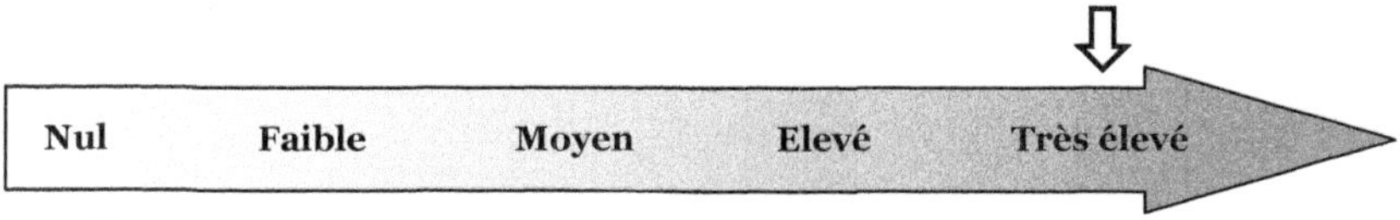

<u>Degré de surveillance lors de la corticothérapie au petit-déjeuner</u>

Les apports en féculents

➢ Si vous avez comptabilisé 0 point dans la case du tableau intitulée : « **Il m'arrive de ne pas consommer au petit-déjeuner des féculents* (pain, biscotte, céréales...)**»

Et/ou

➢ Si vous avez comptabilisé 0 point dans la case du tableau intitulée : « **Il m'arrive de ne pas consommer au petit-déjeuner, mon pain ou mes biscottes sans sel**. »

Résultat : avoir répondu positivement à ces deux questions est très négatif sur un point de vue nutritionnel global, mais également au regard de votre corticothérapie en cours.

Concernant votre régime alimentaire pendant la corticothérapie, **seuls** des féculents **sans sel** et dans le meilleur des cas également **non sucrés** seront consommés. Bon nombre de féculents industriels seront interdits à la consommation (car trop salés et/ou trop sucrés).

Sur un plan strictement nutritionnel, les féculents représentent des sources alimentaires en énergie absolument **indispensables**. L'**absence de féculent au petit-déjeuner** entraîne des déséquilibres alimentaires très importants qui sont à éviter absolument.

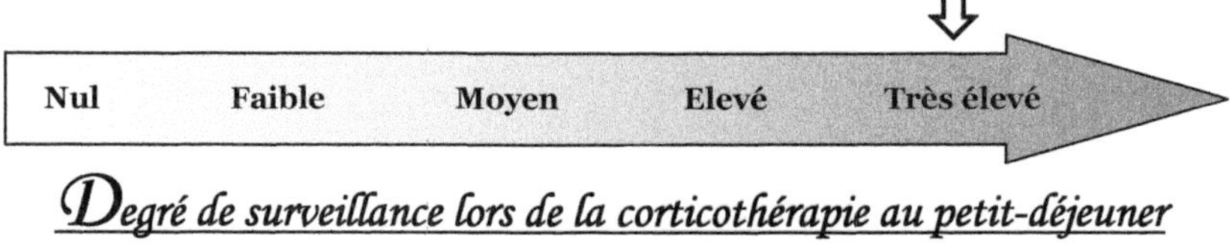

Degré de surveillance lors de la corticothérapie au petit-déjeuner

Les apports en produits laitiers

➢ Si vous avez comptabilisé 0 point dans la case du tableau intitulée : « **Il m'arrive de ne pas consommer au petit-déjeuner un produit laitier***. »

Et/ou

➢ Si vous avez comptabilisé 0 point dans la case du tableau intitulée : « **Il m'arrive de consommer du fromage affiné* au petit-déjeuner**. »

Résultat : avoir répondu positivement à l'une de ces deux questions (ou pire aux deux) est négatif à très négatif.

Concernant votre régime alimentaire pendant la corticothérapie, les produits laitiers sont des sources alimentaires essentielles en calcium et en vitamine D, qui sont eux-mêmes indispensables pendant la corticothérapie (la cortisone favorisant l'ostéoporose). Cependant, la très grande majorité des fromages affinés ne sera pas consommée car leurs apports en sel (sodium) **sont beaucoup trop importants**.

Sur un plan strictement nutritionnel, ne pas consommer de produit laitier **à chaque petit-déjeuner** est responsable d'un déséquilibre important au sein de votre alimentation. Cette insuffisance d'apports alimentaires favorise l'ostéoporose (par apports alimentaires en calcium insuffisants à terme).

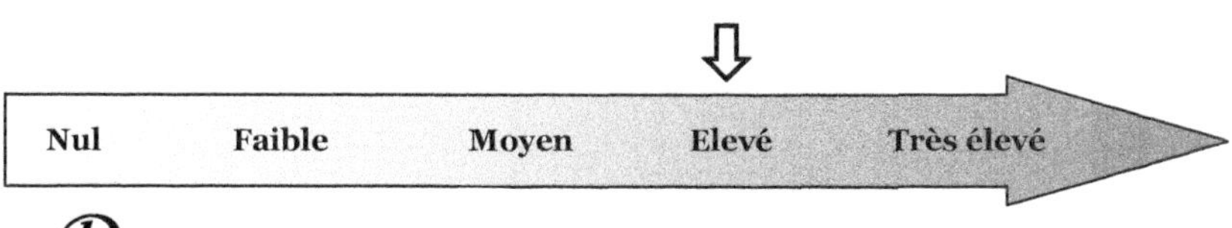

Degré de surveillance lors de la corticothérapie au petit-déjeuner

Les apports en fruits

➢ Si vous avez comptabilisé 0 point dans la case du tableau intitulée : « **Je ne consomme jamais au petit-déjeuner un fruit et/ou jus de fruit et/ou compote**. »

Résultat : avoir répondu positivement à cette question est une erreur nutritionnelle d'importance uniquement sur un plan strictement nutritionnel.

Concernant votre régime alimentaire pendant la corticothérapie, les fruits ne sont pas des sources alimentaires importantes en glucose (mais plutôt en fructose qui est moins problématique au regard de la corticothérapie) et leurs apports en sodium (sel) sont insignifiants.

Sur un plan strictement nutritionnel, les fruits en plus d'apporter des fibres et de l'eau, apportent des vitamines et des sels minéraux, qui sont absolument indispensables pour le bon fonctionnement quotidien du métabolisme. Leur importance dans l'équilibre nutritionnel est très élevée.

A savoir : vous veillerez à ne pas consommer de fruits oléagineux salés tels les cacahuètes par exemple... qui sont, vous l'avez compris, beaucoup trop riches en sel...

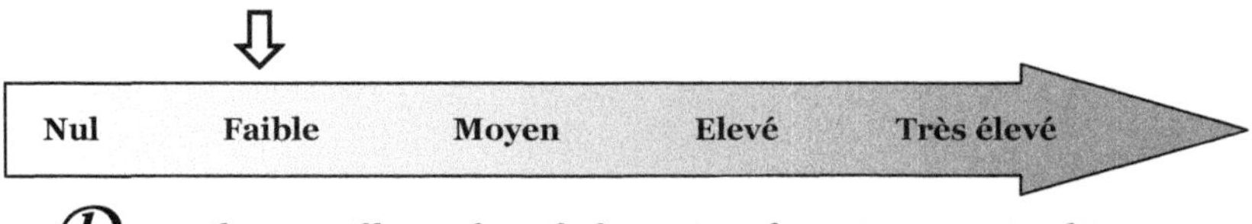

Degré de surveillance lors de la corticothérapie au petit-déjeuner

Les apports en sucres rapides

➢ Si vous avez comptabilisé 0 point dans la case du tableau intitulée : « **Il m'arrive de consommer au petit-déjeuner des aliments riches en sucre* (hors fruits et/ou compotes de fruit).** »

<u>Et/ou</u>

➢ Si vous avez comptabilisé 0 point dans la case du tableau intitulée : « **Il m'arrive de consommer des aliments industriels pour le petit-déjeuner tels : mueslis, céréales soufflées, biscuits...** »

<u>Et/ou</u>

➢ Si vous avez comptabilisé 0 point dans la case du tableau intitulée : « **Il m'arrive de consommer au petit-déjeuner, des aliments salés <u>et</u> sucrés tels des viennoiseries, pains au lait, brioches...** »

<u>Résultat</u> : avoir répondu positivement à l'une de ces trois questions (pire : aux trois) est très négatif.

Concernant votre régime alimentaire pendant la corticothérapie, <u>aucun</u> aliment de ce groupe alimentaire ne vous sera utile : leurs apports alimentaires en **sucre** et en **sel** sont très généralement élevés à très élevés, ce qui vous sera totalement contre-indiqué.

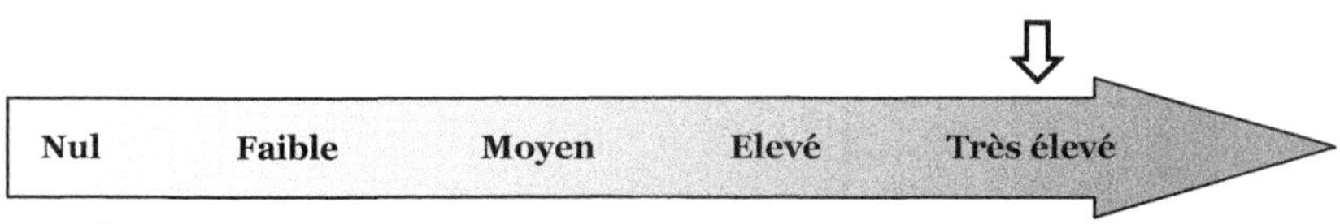

<u>Degré de surveillance lors de la corticothérapie au petit-déjeuner</u>

Le déjeuner

Les **astérisques*** vous renvoient à la légende correspondante aux mots concernés à la page N°20.

Vos habitudes alimentaires (lors de la corticothérapie).	**Point(s) acquis.**
Je **ne** consomme **jamais rien** au déjeuner. (Le fait de ne consommer qu'un jus de fruit, café... correspond à ce cas de figure). *Comptabilisez **0 point**.* **Vous pouvez dans ce cas de figure, vous rendre <u>directement à la page N°38 sans remplir ce tableau</u>.**	
Il m'arrive fréquemment de **ne rien** consommer au déjeuner, mais **je** fais des efforts pour manger. *Comptabilisez **2 points**.*	
Je consomme **<u>toujours</u>** un déjeuner. *Comptabilisez **10 points**.*	
Il m'arrive de consommer (ou de cuisiner avec) du beurre ou de la margarine **salé(e)** au déjeuner. *Comptabilisez **0 point**.*	
Je **ne** consomme **<u>jamais</u>** (ou je ne cuisine **<u>jamais</u>** avec) du beurre ou de la margarine **salé(e)** au déjeuner. *Comptabilisez **10 points**.*	

Il m'arrive de consommer au déjeuner, des charcuteries* et/ou des plats cuisinés d'origine industrielle ou du traiteur. *Comptabilisez* ***0 point.***	
Je **ne** consomme **jamais** au déjeuner des charcuteries* et/ou des plats cuisinés d'origine industrielle ou du traiteur. *Comptabilisez* ***12 points.***	
Je **ne** consomme **pas à chaque** déjeuner de la viande, et/ou du poisson, et/ou des œufs, et/ou leurs assimilés*. *Comptabilisez* ***0 point.***	
Je consomme **à chaque** déjeuner de la viande, et/ou du poisson, et/ou des œufs, et/ou leurs assimilés*. *Comptabilisez* ***10 points.***	
Il m'arrive de saler mes viandes, poissons, œufs, assimilés... avant de les consommer au cours de mon déjeuner. *Comptabilisez* ***0 point.***	
Je **ne** sale **jamais** mes viandes, poissons, œufs, assimilés... avant de les consommer au cours de mon déjeuner. *Comptabilisez* ***12 points.***	
Je **ne** consomme **pas à chaque** déjeuner, des féculents* (pain, pâtes, p de terre, riz...) *Comptabilisez* ***0 point.***	
Je consomme **à chaque** déjeuner des féculents* (pain, pâtes, p de terre, riz...) *Comptabilisez* ***10 points.***	

Le pain (ou assimilé) que **je** consomme au déjeuner **n'est pas toujours sans sel**. *Comptabilisez **0 point**.*	
Le pain (ou assimilé) que **je** consomme au déjeuner **est toujours sans sel**. *Comptabilisez **12 points**.*	
Je **ne** consomme **jamais** de pain (ou assimilé) au cours de mon déjeuner. *Comptabilisez **12 points**.* ***(Points acquis afin de ne pas vous pénaliser).***	
Je **ne** consomme **pas à chaque** déjeuner un/des légumes verts*. *Comptabilisez **0 point**.*	
Je consomme **à chaque** déjeuner un/des légumes verts*. *.Comptabilisez **5 points**.*	
Je **ne** consomme **pas** à chaque déjeuner au moins un produit laitier*. *Comptabilisez **0 point**.*	
Je consomme **à chaque** déjeuner au moins un produit laitier*. *Comptabilisez **12 points**.*	
Il m'arrive de consommer au déjeuner, du fromage affiné*. *Comptabilisez **0 point**.*	

Je **ne** consomme **jamais** au déjeuner, du fromage affiné*. *Comptabilisez **8 points.***	
Il m'arrive de consommer **plus de 30g environ*** de fromage affiné * au cours de mon déjeuner. *Comptabilisez **0 point.***	
Je **ne** consomme **jamais** **plus de 30g environ*** de fromage affiné* au cours de mon déjeuner. *Comptabilisez **8 points.*** ***(Comptabilisez ces 8 points si vous ne consommez jamais de fromage affiné).***	
Je **ne** consomme **jamais** au déjeuner, un fruit et/ou jus de fruit et/ou compote. *Comptabilisez **0 point.***	
Il m'arrive de consommer au déjeuner, un fruit et/ou jus de fruit et/ou compote. *Comptabilisez **5 points.***	
Il m'arrive de consommer au déjeuner des aliments riches en sucre* (**hors** fruits ou compotes de fruit). *Comptabilisez **0 point.***	
Je **ne** consomme **jamais** au déjeuner des aliments riches en sucre* (**hors** fruits ou compotes de fruit). *Comptabilisez **10 points.***	

Il m'arrive de consommer des boissons **sucrées** au cours du déjeuner : sodas, jus de fruit, sirop, café sucré... *Comptabilisez **0 point**.*	
Je **ne** consomme **jamais** au cours du déjeuner des boissons **sucrées** : sodas, jus de fruit, sirop, café sucré... *Comptabilisez **10 points**.*	
Il m'arrive de boire des eaux riches en sodium telles des eaux de Vichy. *Comptabilisez **0 point**.*	
Je **ne** bois **jamais** d'eaux riches en sodium telles des eaux de Vichy. *Comptabilisez **12 points**.*	
La salière est plus ou moins **régulièrement** posée sur la table, sur laquelle je déjeune. *Comptabilisez **0 point**.*	
La salière n'est **jamais** posée sur la table, sur laquelle je déjeune. *Comptabilisez **10 points**.*	
Je **ne** resale **jamais** mes plats au cours de mon déjeuner (hors sel « de régime* »). *Comptabilisez **12 points**.*	
TOTAL DE(S) POINT(S). *Rendez-vous à la page suivante.*	

Résultats de l'enquête alimentaire concernant votre déjeuner

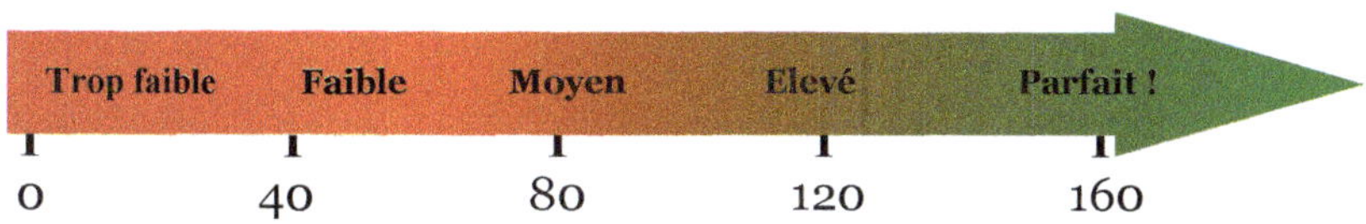

Baromètre de votre résultat

➢ *Vous avez comptabilisé **0 point.***

- *Rendez-vous à la **page suivante.***

➢ *Vous avez comptabilisé un total de points, **compris entre 1 point et 79 points inclus.***

- *Rendez-vous à **la page N°39.***

➢ *Vous avez comptabilisé un total de points, **compris entre 80 points inclus et 159 points inclus.***

- *Rendez-vous à la **page N°40.***

➢ *Vous avez comptabilisé **160 points.***

- *Rendez-vous à la **page N°41.***

- *Vous avez comptabilisé 0 point ?*

« Je ne consomme jamais rien au déjeuner. (Le fait de ne consommer qu'un jus de fruit, café, thé... correspond à ce cas de figure). »

Se priver de déjeuner est catastrophique pour votre équilibre alimentaire. En effet, votre métabolisme a besoin pour bien fonctionner d'une **alimentation adaptée quotidienne**. Une alimentation adaptée à la corticothérapie, cela passe par la consommation **systématique** d'un déjeuner qui vous apporte **des quantités d'énergie** sous forme de féculents **non salés**, adaptées à votre degré d'activité physique. Votre déjeuner doit également **impérativement** vous apporter du calcium et de la vitamine D pour vous aider à lutter contre l'ostéoporose que la cortisone favorise, notamment grâce à la consommation régulière d'un produit laitier en limitant la consommation des fromages affinés. La consommation de sel de table sera proscrite, ainsi que les aliments trop riches en sodium. Les fruits et les légumes verts ne poseront, tant qu'à eux, aucun problème particulier (à part quelques rares exceptions). Les apports en aliments richement sucrés et en sucres rapides seront très contrôlés, voire supprimés. Les huiles végétales, consommées dans des quantités **modérées**, sont fondamentales pour leurs apports en oméga et en certaines vitamines (vitamines A, E...)

Si vous n'avez pas beaucoup d'appétit, ou si pour diverses raisons (professionnelles, personnelles...) vous avez du mal à vous alimenter à l'heure du déjeuner, consommez un repas léger, et consommez ensuite systématiquement un goûter, afin de répartir votre alimentation sur les deux repas au lieu d'un seul.

➢ *Vous pouvez vous rendre directement à la page N°41.*

- *Vous avez comptabilisé de 1 point à 79 points inclus ?*

➢ Si vous avez comptabilisé 10 points dans la case du tableau intitulée : « **Je consomme toujours un déjeuner**. »

Bravo ! C'est très positif. **Poursuivez dans cette dynamique nutritionnelle positive**.

➢ Si vous avez comptabilisé 2 points dans la case du tableau intitulée : « **Il m'arrive fréquemment de ne rien consommer au déjeuner, mais je fais des efforts pour manger**. »

Je vous invite à consulter **également** la page précédente concernant les conséquences de l'absence du déjeuner.

Quoi qu'il en soit, et quel que soit votre score comptabilisé compris entre **1** et **79 points** inclus, je m'interroge sur **la qualité** nutritionnelle de votre déjeuner qui ne peut être qu'anarchique, aléatoire, déséquilibré et surtout **totalement inadapté** à l'accompagnement diététique de votre corticothérapie par voie orale. Votre déjeuner doit être retravaillé en profondeur. En effet, la totalité de vos points comptabilisés, à l'issue de votre enquête alimentaire, laisse entrevoir un déjeuner fortement susceptible d'être trop sucré, trop salé et insuffisamment riche en calcium en plus d'être fortement déséquilibré. Votre alimentation actuelle ne cadre pas du tout avec les besoins nutritionnels imposés par votre corticothérapie en cours. Des ajustements nutritionnels seront nécessaires, mais avec un peu de bonne volonté, vous y arriverez sans aucun problème.

➢ *Vous pouvez vous rendre directement à la page N°41.*

- Vous avez comptabilisé de 80 points inclus à 159 points inclus ?

➢ Si vous avez comptabilisé 10 points dans la case du tableau intitulée : « **Je consomme toujours un déjeuner.** »

Bravo ! C'est très positif. **Poursuivez dans cette dynamique nutritionnelle positive**.

➢ Si vous avez comptabilisé 2 points dans la case du tableau intitulée : « **Il m'arrive fréquemment de ne rien consommer au déjeuner, mais...** »

Je vous invite à consulter **également** la page N°38 concernant les conséquences de l'absence du déjeuner.

➢ Plus votre score comptabilisé est proche des **80 points**, et plus votre déjeuner est **plus ou moins déséquilibré et plus ou moins fortement inadapté à votre corticothérapie**. Une insuffisance d'apports alimentaires en calcium est certainement à déplorer, dues à des insuffisances d'apports alimentaires en produits laitiers. Peut-être votre alimentation est-elle globalement trop salée et/ou trop sucrée. De nombreuses erreurs alimentaires devront être corrigées au plus vite !

➢ Plus vous vous rapprochez des **159 points** comptabilisés, et plus votre déjeuner est **convenablement équilibré** dans son ensemble. Dans le cas présent, vous avez plus de bonnes habitudes alimentaires que de mauvaises. Il ne vous reste plus que quelques efforts d'ordre nutritionnel à mettre en pratique pour obtenir une alimentation bien maîtrisée, et surtout parfaitement adaptée à la corticothérapie au cours de vos déjeuners.

➢ *Vous pouvez vous rendre à la page suivante.*

- *Vous avez comptabilisé 160 points ?*

Si vous avez comptabilisé 160 points, votre déjeuner est parfaitement adapté à l'accompagnement diététique de votre corticothérapie par voie orale.

☝ **Pour celles et ceux qui n'ont pas comptabilisé ce nombre de points maximal, voici ce qu'il fallait faire, et ce qu'il faudra désormais toujours faire** :

- Vous ne vous privez **jamais** de déjeuner.

- Vous ne cuisinez pas (et ne consommez pas) avec des matières grasses salées au cours du déjeuner.

- Vous consommez **à chaque** déjeuner de la viande ou du poisson ou des œufs ou de leurs assimilés* **non salé** en ne consommant pas de charcuterie grasse ni de plat cuisiné ou industriel.

- Vous consommez **à chaque** déjeuner des féculents **non salés**.

- Vous consommez un produit laitier à **chaque** déjeuner en évitant le fromage affiné.

- Vous consommez fruits et légumes verts au cours de vos déjeuners.

- Vous **ne consommez pas** de sucre ni d'aliment riche en sucre au déjeuner.

- Vos apports alimentaires en sodium (sel) sont globalement **très bien maîtrisés** au sein de vos déjeuners.

Les apports en matières grasses

➢ Si vous avez comptabilisé 0 point dans la case du tableau intitulée : « **Il m'arrive de consommer (ou de cuisiner avec) du beurre ou de la margarine salé(e) au déjeuner**. »

Résultat : avoir répondu positivement à cette question est une mauvaise réponse.

Concernant votre régime alimentaire pendant la corticothérapie, il est indispensable ne pas consommer de beurre **salé** ni de margarine végétale **salée**. La consommation raisonnée des matières grasses **non salées** n'est pas en contradiction avec la corticothérapie. Vous veillerez cependant à ne pas en surconsommer.

Sur un plan strictement nutritionnel, les huiles végétales sont **d'indispensables apports** en énergie, en vitamines A, E et K, ainsi qu'en oméga 3, 6 et 9. Elles sont indispensables pour le métabolisme, et elles doivent être impérativement consommées à hauteur d'une à deux cuillères à soupe **par déjeuner environ**. Le beurre, lui, est une source alimentaire intéressante en vitamine **D.** C'est l'une des raisons pour laquelle, 10g à 20g de beurre sont également recommandés chaque jour à la consommation. Les matières grasses végétales jouent un rôle essentiel notamment dans **l'équilibre** de votre alimentation.

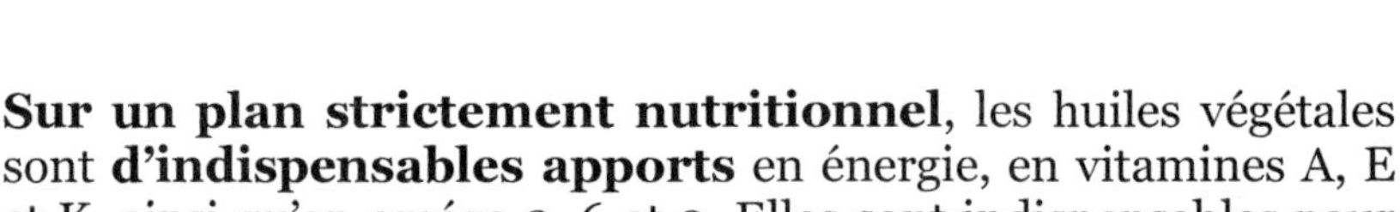

Degré de surveillance lors de la corticothérapie au déjeuner

Les apports en viande, poisson, œuf...

➢ Si vous avez comptabilisé 0 point dans la case du tableau intitulée : « **Je ne consomme pas à chaque déjeuner de la viande et/ou du poisson et/ou des œufs et/ou leurs assimilés***. »

Et/ou

➢ Si vous avez comptabilisé 0 point dans la case du tableau intitulée : « **Il m'arrive de consommer au déjeuner des charcuteries* et/ou des plats cuisinés d'origine industrielle ou du traiteur***. »

Et/ou

➢ Si vous avez comptabilisé **0 point dans la case du tableau intitulée : « Il m'arrive de saler mes viandes, poissons, œufs, assimilés... avant de les consommer au cours de mon déjeuner.** »

Résultat : il s'agit de trois très mauvaises réponses.

Concernant votre régime alimentaire pendant la corticothérapie, les viandes, poissons et œufs sont des apports alimentaires majoritaires en protéines animales qui sont importantes pendant la corticothérapie. Il sera très important de ne pas les saler et de ne pas consommer de plat du traiteur, ni du restaurateur, ni de charcuterie qui sont trop riches en sodium.

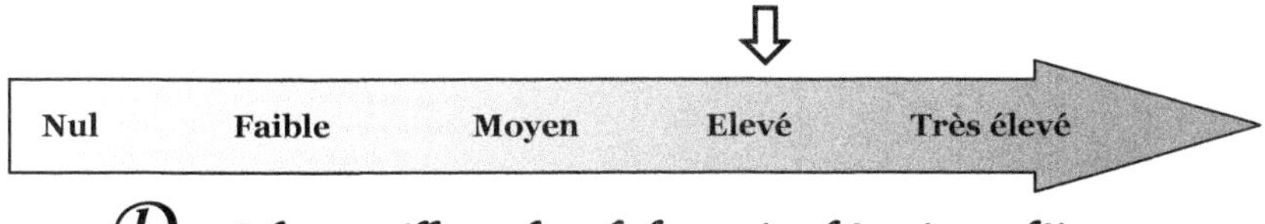

Degré de surveillance lors de la corticothérapie au déjeuner

Les apports en féculents

➢ Si vous avez comptabilisé 0 point dans la case du tableau intitulée : « **Je ne consomme pas à chaque déjeuner des féculents* (pain, pâtes, p de terre, riz...)** »

Et/ou

➢ Si vous avez comptabilisé 0 point dans la case du tableau intitulée : « **Le pain (ou assimilé) que je consomme au déjeuner n'est pas toujours sans sel**. »

Résultat : il s'agit de deux très mauvaises réponses.

Concernant votre régime alimentaire pendant la corticothérapie, les féculents jouent un rôle d'importance car leurs apports en énergie sont fondamentaux pour le bon fonctionnement de votre métabolisme. **Seuls des féculents non salés** seront consommés : pâtes et riz non salés, pain ou biscottes non salés... Les féculents de consommés pourront être complets sans aucun problème (au contraire).

Sur un plan strictement nutritionnel, des féculents à chaque déjeuner sont absolument impératifs. Ce sont les garants de votre équilibre alimentaire : leur absence à ce repas déséquilibre votre alimentation pour toute la journée !

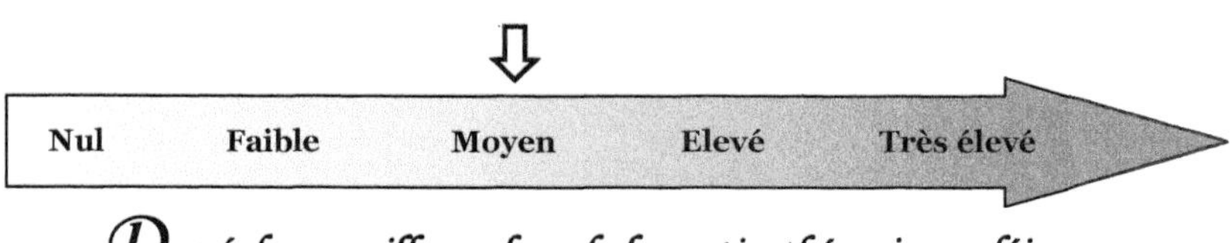

Degré de surveillance lors de la corticothérapie au déjeuner

Les apports en légumes verts

➢ Si vous avez comptabilisé 0 point dans la case du tableau intitulée : « **Je ne consomme pas à chaque déjeuner un/des légumes verts***. »

Résultat : avoir répondu positivement à cette question est une erreur **plus ou moins importante**.

Concernant votre régime alimentaire pendant la corticothérapie, les légumes verts **frais** ne sont pas, à l'exception de certains d'entre eux, problématiques. Ils n'apportent pas de sucre (ou alors très peu) et surtout la majorité d'entre eux ne sont pas des apports alimentaires riches en sodium (à l'exception de certains). Ils sont également sources plus ou moins intéressantes en calcium. Il sera évidement très important de veiller à ne pas consommer les conserves de légumes verts ainsi que les poêlées du commerce, les plats du traiteur... trop riches en sel...

Sur un plan strictement nutritionnel, les légumes verts sont indispensables pour leurs apports en vitamines, en sels minéraux, en fibres et en eau.

A savoir : il est démontré qu'une consommation régulière de légumes verts protège, entre autre, du cancer colorectal.

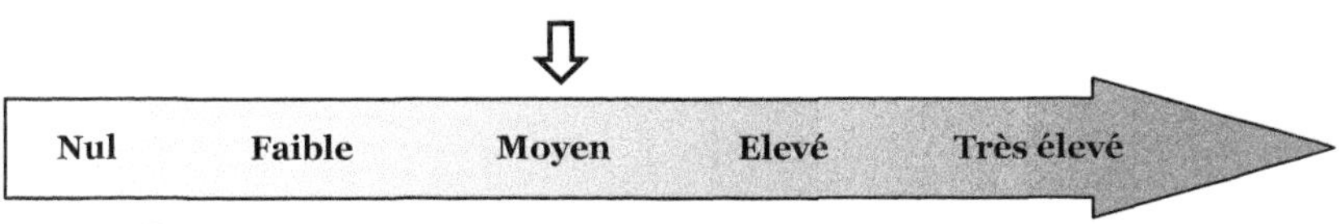

Degré de surveillance lors de la corticothérapie au déjeuner

Les apports en produits laitiers

➢ Si vous avez comptabilisé 0 point dans la case du tableau intitulée : « **Je ne consomme pas à chaque déjeuner au moins un produit laitier***. »

Et/ou

➢ Si vous avez comptabilisé 0 point dans la case du tableau intitulée : «**Il m'arrive de consommer plus de 30g environ* de fromage affiné* au cours de mon déjeuner**.»

Résultat : il s'agit de deux erreurs de très grande importance.

Concernant votre régime alimentaire pendant la corticothérapie, un produit laitier **non sucré** sera **impérativement** consommé à chaque déjeuner. Attention aux fromages affinés qui sont très souvent trop riches en sodium, une consommation très modérée avec choix strict en leur sein sera tolérée, dans le meilleur des cas, la consommation de fromage affiné sera proscrite.

Sur un plan strictement nutritionnel, les produits laitiers sont des sources alimentaires de **calcium** et de vitamine **D**.

☝ **A savoir** : la corticothérapie favorise **très fortement** l'ostéoporose.

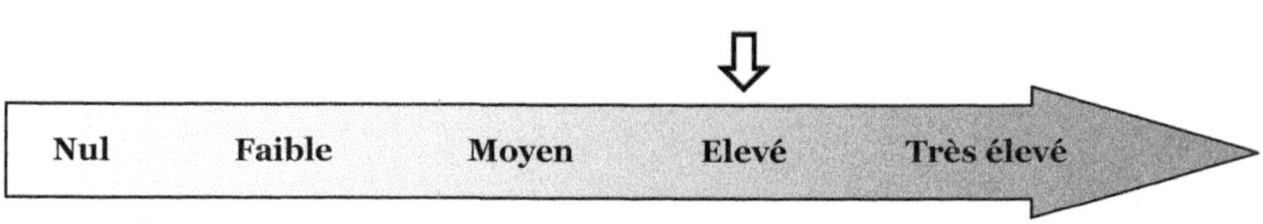

Degré de surveillance lors de la corticothérapie au déjeuner

Les apports en fruits

➢ Si vous avez comptabilisé 0 point dans la case du tableau intitulée : « **Je ne consomme jamais au déjeuner un fruit et/ou jus de fruit et/ou compote**. »

<u>Résultat</u> : avoir répondu positivement à cette question est une erreur nutritionnelle d'importance.

Concernant votre régime alimentaire pendant la corticothérapie, comme cela fut déjà abordé au sujet de votre petit-déjeuner, les fruits ne poseront pas de problème au regard de votre corticothérapie, cependant leur consommation restera modérée. Un fruit ou une compote de fruit **sans sucre ajouté** seront les bienvenus. Vous veillerez cependant à ne pas consommer de jus de fruit en excès et de ne pas consommer de nectar de fruit ou de concentré qui sont toujours trop sucrés.

Sur un plan strictement nutritionnel, les fruits, tout comme les légumes verts, sont indispensables au sein de votre alimentation quotidienne pour leurs apports alimentaires en vitamines, en sels minéraux, en fibres et en eau.

A savoir : les vitamines et les sels minéraux sont surtout localisés dans la peau et juste au dessous de celle-ci. Il est donc vivement conseillé de consommer les fruits avec leur peau quand cela est possible.

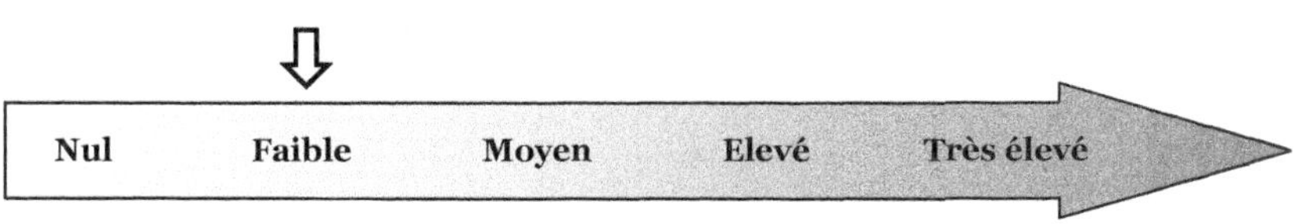

<u>Degré de surveillance lors de la corticothérapie au déjeuner</u>

Les apports en sucres rapides

➢ Si vous avez comptabilisé 0 point dans la case du tableau intitulée : « **Il m'arrive de consommer au déjeuner des aliments riches en sucre* (hors fruits ou compotes de fruit).** »

Et/ou

➢ Si vous avez comptabilisé 0 point dans la case du tableau intitulée : « **Il m'arrive de consommer des boissons sucrées au cours du déjeuner : sodas, jus de fruit, sirop, café sucré...** »

Résultat : avoir répondu positivement à l'une de ces deux questions, voire aux deux, est très négatif.

Concernant votre régime alimentaire pendant la corticothérapie, nous l'avons déjà abordé au sujet du petit-déjeuner, de nombreux aliments riches en sucre, de nombreuses confiseries, les viennoiseries, les croissanteries... d'origine industrielle ou artisanale, sont riches à très riches en sucre ainsi qu'en matières grasses. Comme au sein du petit-déjeuner, ces aliments seront à éviter au maximum au cours du déjeuner car ils sont trop riches en sodium (sel) **et** en sucre.

Sur un plan strictement nutritionnel, ces aliments riches en sucre n'ont aucune vertu d'ordre nutritionnel.

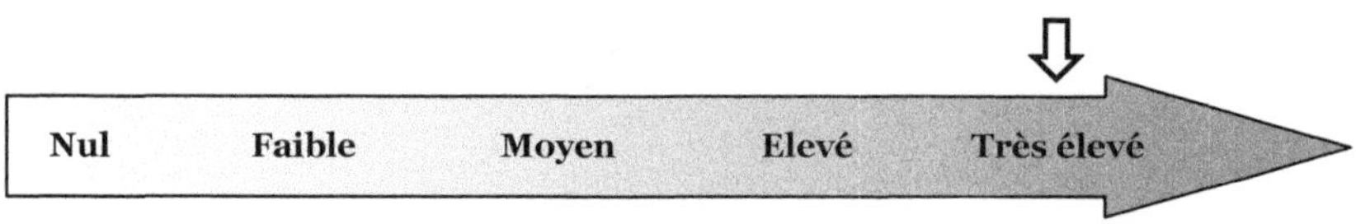

Degré de surveillance lors de la corticothérapie au déjeuner

Les apports en sel

➢ Si vous avez comptabilisé 12 points dans la case du tableau intitulée : « **Je ne resale <u>jamais</u> mes plats au cours de mon déjeuner (hors sel de régime*).** »

Concernant votre régime alimentaire pendant la corticothérapie, c'est l'idéal ! Ne pas resaler ses plats est un point fondamental. Le sel « de régime » étant par contre parfaitement consommable, au mieux il s'agira uniquement de chlorure de potassium (« Bouillet » en pharmacie).

➢ Si vous avez comptabilisé 0 point dans la case du tableau intitulée : « **La salière est plus ou moins <u>régulièrement</u> posée sur la table sur laquelle je déjeune.** »

<u>Et/ou</u>

➢ Si vous avez comptabilisé 0 point dans la case du tableau intitulée : « **Il m'arrive de boire des eaux riches en sodium telles des eaux de Vichy.** »

<u>Résultat</u> : avoir répondu positivement à l'une de ces deux questions, voire aux deux, est très négatif.

Concernant votre régime alimentaire pendant la corticothérapie, votre consommation de sodium doit être **<u>absolument réduite au maximum</u>** !

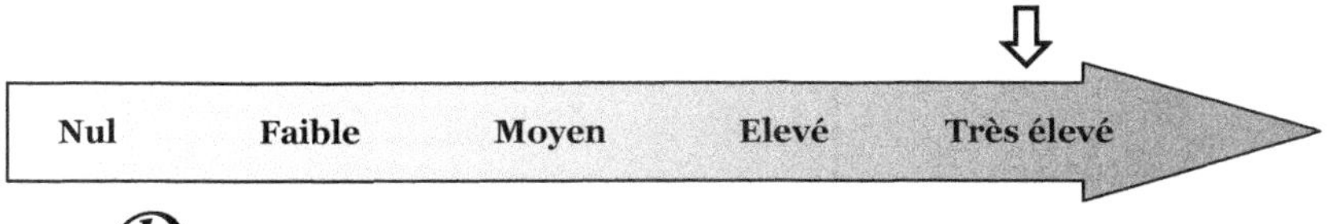

<u>Degré de surveillance lors de la corticothérapie au déjeuner</u>

Le dîner

Les **astérisques*** vous renvoient à la légende correspondant aux mots concernés à la page N°20.

Vos habitudes alimentaires (lors de la corticothérapie).	Point(s) acquis.
Je **ne** consomme **jamais** rien au dîner. (Le fait de ne consommer qu'un jus de fruit, café, thé... correspond à ce cas de figure). *Comptabilisez **0 point.*** **Vous pouvez dans le cas présent, vous rendre <u>directement à la page N°56 sans remplir ce tableau</u>.**	
Il m'arrive <u>fréquemment</u> de ne **rien consommer** au dîner, mais je fais **des efforts** pour manger. *Comptabilisez **2 points.***	
Je consomme **<u>toujours</u>** un dîner. *Comptabilisez **10 points.***	
Il m'arrive de consommer (ou de cuisiner avec) du beurre ou de la margarine **salé(e)** au dîner. *Comptabilisez **0 point.***	
Je **ne** consomme **<u>jamais</u>** (ou je ne cuisine **<u>jamais</u>** avec) du beurre ou de la margarine **salé(e)** au dîner. *Comptabilisez **12 points.***	

Il m'arrive de consommer au dîner, des charcuteries* et/ou des plats cuisinés d'origine industrielle ou du traiteur. *Comptabilisez **0 point**.*	
Je **ne** consomme **jamais** au dîner, des charcuteries* et/ou des plats cuisinés d'origine industrielle ou du traiteur. *Comptabilisez **12 points**.*	
Je **ne** consomme **pas à chaque** dîner (**ou jamais**) de la viande, et/ou du poisson, et/ou des œufs, et/ou leurs assimilés*. *Comptabilisez **0 point**.*	
Je consomme **à chaque** dîner de la viande, et/ou du poisson, et/ou des œufs, et/ou leurs assimilés*. *Comptabilisez **8 points**.*	
Il m'arrive de saler mes viandes, poissons, œufs, assimilés... avant de les consommer au cours de mon dîner. *Comptabilisez **0 point**.*	
Je **ne** sale **jamais** mes viandes, poissons, œufs, assimilés... avant de les consommer au cours de mon dîner. *Comptabilisez **12 points**.*	
Il m'arrive de consommer au dîner des féculents* (pain, pâtes, p de terre, riz...) *Comptabilisez **3 points**.*	
Je **ne** consomme **jamais** de féculent* au cours de mon dîner. *Comptabilisez **3 points**.*	

Le pain (ou assimilé) que **je** consomme au dîner **n'est pas <u>toujours</u> sans sel**. *Comptabilisez **0 point**.*	
Le pain (ou assimilé) que **je** consomme au dîner **est <u>toujours</u> sans sel**. *Comptabilisez **12 points**.*	
Je **ne** consomme **<u>jamais</u>** de pain (ou assimilé) au cours de mon dîner. *Comptabilisez **12 points**.* ***(Points acquis afin de ne pas vous pénaliser).***	
Je **ne** consomme **pas à chaque** dîner un/des légumes verts*. *Comptabilisez **0 point**.*	
Je consomme **à chaque** dîner un/des légumes verts*. *Comptabilisez **10 points**.*	
Je **ne** consomme **pas** à chaque dîner un produit laitier*. *Comptabilisez **0 point**.*	
Je consomme **à chaque** dîner au moins un produit laitier*. *Comptabilisez **12 points**.*	
Il m'arrive de consommer au dîner, du fromage affiné*. *Comptabilisez **0 point**.*	
Je **ne** consomme **jamais** au dîner, du fromage affiné*. *Comptabilisez **12 points**.*	

Je **ne** consomme **jamais** au dîner, un fruit et/ou jus de fruit et/ou compote. *Comptabilisez **0 point**.*	
Il m'arrive de consommer au dîner, un fruit et/ou jus de fruit et/ou compote. *Comptabilisez **8 points**.*	
Il m'arrive de consommer au dîner des aliments riches en sucre* (**hors** fruits ou compotes de fruit). *Comptabilisez **0 point**.*	
Je **ne** consomme **jamais** au dîner des aliments riches en sucre* (**hors** fruits ou compotes de fruit). *Comptabilisez **12 points**.*	
Il m'arrive de consommer des boissons **sucrées** au cours du dîner : sodas, jus de fruit, sirop, café sucré... *Comptabilisez **0 point**.*	
Je **ne** consomme **jamais** au cours du dîner des boissons **sucrées** : sodas, jus de fruit, sirop, café sucré... *Comptabilisez **12 points**.*	
Il m'arrive de boire des eaux riches en sodium telles des eaux de Vichy. *Comptabilisez **0 point**.*	
Je **ne** bois **jamais** d'eaux riches en sodium telles des eaux de Vichy. *Comptabilisez **12 points**.*	

La salière est plus ou moins **régulièrement** posée sur la table sur laquelle je dîne. *Comptabilisez **0 point**.*	
La salière n'est **jamais** posée sur la table, sur laquelle je dîne. *Comptabilisez **12 points**.*	
Je **ne** resale **jamais** mes plats au cours de mon dîner (hors sel « de régime*»). *Comptabilisez **12 points**.*	
Il m'arrive de grignoter dans la journée et/ou dans la soirée des aliments gras et/ou sucrés et/ou salés. *Comptabilisez **0 point**.*	
Je **ne** grignote **jamais** dans la journée et/ou dans la soirée des aliments gras et/ou sucrés et/ou salés. *Comptabilisez **12 points**.*	
TOTAL DE(S) POINT(S). ***Rendez-vous à la page suivante.***	

Résultats de l'enquête alimentaire concernant votre dîner

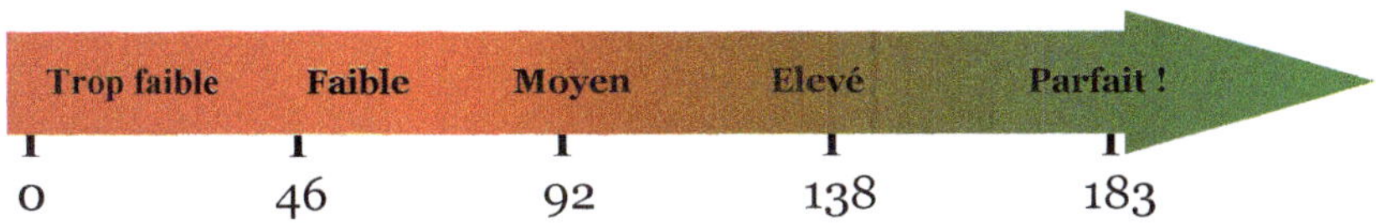

Baromètre de votre résultat

➢ Vous avez comptabilisé **0 point.**

- Rendez-vous à la **page suivante.**

➢ Vous avez comptabilisé un total de points, **compris entre 1 point et 91 points inclus.**

- Rendez-vous à **la page N°57.**

➢ Vous avez comptabilisé un total de points, **compris entre 92 points inclus et 182 points inclus.**

- Rendez-vous à la **page N°58.**

➢ Vous avez comptabilisé **183 points.**

- Rendez-vous à la **page N°59.**

- Vous avez comptabilisé 0 point ?

« Je ne consomme jamais rien au dîner. (Le fait de ne consommer qu'un jus de fruit, café, thé... correspond à ce cas de figure). »

Se priver de dîner est très problématique car cela prive votre métabolisme d'éléments nutritionnels essentiels tel du **calcium**, des **protéines** mais également des vitamines et des sels minéraux divers. Se priver de dîner est donc à éviter totalement. De plus, votre métabolisme a besoin, pour bien fonctionner, d'une **alimentation équilibrée quotidienne**. Une alimentation équilibrée, cela passe également par la consommation **systématique** d'un dîner, qui vous apporte de bonnes quantités de vitamines et de sels minéraux, permettant à votre organisme de bien récupérer pendant votre sommeil. La consommation des féculents **n'y sera pas obligatoire** (contrairement aux deux autres repas de la journée). Votre dîner doit également vous apporter des protéines animales sous la forme de viande, poisson, œufs **non salés** et du calcium notamment grâce à la consommation des produits laitiers (hors fromage affiné). Les fruits et les légumes verts auront également un rôle à jouer. Evidemment vos apports en sodium (sel) et en sucre seront hautement contrôlés et réduits au maximum.

Le dîner joue donc un rôle fondamental dans la phase de récupération nocturne du métabolisme faisant suite à vos journées. L'organisme, pendant la phase de sommeil, se servira des nutriments apportés pendant le dîner, pour refaire ses réserves et pour épurer votre métabolisme des déchets formés dans la journée. Le dîner sera impérativement riche en calcium et il sera très pauvre en aliments sucrés et gras, et notamment très pauvre en sodium...

➢ *Vous pouvez vous rendre directement à la page N°59.*

- Vous avez comptabilisé de 1 point à 91 points inclus ?

➢ Si vous avez comptabilisé 10 points dans la case du tableau intitulée : « **Je consomme toujours un dîner.** »

Bravo ! **Poursuivez dans cette dynamique très positive**.

➢ Si vous avez comptabilisé 2 points dans la case du tableau intitulée : « **Il m'arrive fréquemment de ne rien consommer au dîner, mais je fais des efforts pour manger.** »

Je vous invite à consulter **également** la page précédente concernant les conséquences de l'absence du dîner.

Quoi qu'il en soit, et quel que soit votre score comptabilisé compris entre **1** et **91 points** inclus, votre dîner souffre d'un très profond déséquilibre alimentaire. Au sujet de vos apports alimentaires en calcium, il est fortement probable pour que ceux-ci soient **insuffisants** (ou bien sont-ils couverts grâce à la consommation régulière de fromage affiné). Il est également certain que votre dîner soit trop riche en sodium (sel) et/ou en aliments riches en sucres rapides. Consommez-vous des légumes verts, fruits, viande, poisson ou œuf au dîner ? J'en doute... Le dîner ne doit pas être pris à la légère, celui-ci est tout aussi important que les deux autres repas de la journée, son rôle est simplement différent. En effet, les nutriments apportés à ce repas sont utilisés par le métabolisme pendant le sommeil, dans une optique de récupération et d'épuration. Si vous grignotez dans la journée, attention à ne pas consommer d'aliments trop sucrés, trop gras et/ou trop salés ! Dans le meilleur des cas, le grignotage sera à bannir.

➢ *Vous pouvez vous rendre directement à la page N°59.*

- Vous avez comptabilisé de 92 points inclus à 182 points inclus ?

➢ Si vous avez comptabilisé 10 points dans la case du tableau intitulée : « **Je consomme toujours un dîner**. »

Bravo ! **Poursuivez dans cette dynamique très positive**.

➢ Si vous avez comptabilisé 2 points dans la case du tableau intitulée : « **Il m'arrive fréquemment de ne rien consommer au dîner, mais...** »

Je vous invite à consulter **également** la page N°56 concernant les conséquences de l'absence du dîner.

➢ Plus votre score comptabilisé est proche des **92 points** et plus votre dîner est **plus ou moins déséquilibré**, mais peut-être est-il également **(trop) pauvre** en calcium. Il est possible que vos dîners soient également sources de sodium (sel) et/ou de sucre... Ne négligez pas l'importance du dîner, car celui-ci joue également un rôle essentiel dans votre équilibre alimentaire, tout autant essentiel que les deux autres repas principaux de la journée. De nombreuses erreurs alimentaires devront être corrigées au plus vite !

➢ Plus vous vous rapprochez des **182 points** comptabilisés, et plus votre dîner est **plus ou moins adapté** à la corticothérapie, mais il n'est **pas parfait** non plus. Vos apports alimentaires en calcium, en protéines, en sodium (sel), en sucres rapides... semblent être plutôt bien maîtrisés. Quelques modifications seront tout de même nécessaires, car des anomalies d'ordre nutritionnel subsistent au sein de vos dîners, mais ces ajustements à mettre en pratique seront modérés.

➢ *Vous pouvez vous rendre à la page suivante.*

- *Vous avez comptabilisé 183 points ?*

Si vous avez comptabilisé 183 points, votre dîner est parfaitement adapté à l'accompagnement diététique de votre corticothérapie par voie orale.

☝ **Pour celles et ceux qui n'ont pas comptabilisé ce nombre de points maximal, voici ce qu'il fallait faire, et ce qu'il faudra désormais toujours faire** :

- Vous ne vous privez **jamais** de dîner.

- Vous ne cuisinez pas (et ne consommez pas) avec des matières grasses salées au cours du dîner.

- Vous consommez **à chaque** dîner de la viande ou du poisson ou des œufs ou leurs assimilés* **non salé** en ne consommant pas de charcuterie grasse ainsi que de plat du traiteur ou industriel.

- Les féculents de consommés (si consommés car leur consommation au dîner n'est pas obligatoire) sont **non salés**.

- Vous consommez un produit laitier **à chaque** dîner en ne consommant jamais de fromage affiné au cours du dîner.

- Vous consommez fruits et légumes verts au cours de vos dîners.

- Vous **ne consommez pas** de sucre ni d'aliment riche en sucre au dîner.

- Vos apports alimentaires en sodium (sel) sont globalement **très bien maîtrisés** au sein de vos dîners.

Les apports en matières grasses

➢ Si vous avez comptabilisé 0 point dans la case du tableau intitulée : « **Il m'arrive de consommer (ou de cuisiner avec) du beurre ou de la margarine salé(e) au dîner**. »

<u>Résultat</u> : avoir répondu positivement à cette question est une mauvaise réponse.

Concernant votre régime alimentaire pendant la corticothérapie, cela fut déjà abordé au sujet de vos déjeuners : **ne pas consommer** de beurre ou de margarine végétale **salée**. A noter également que la consommation de plats gras (et donc de matières grasses en quantité excessive) au dîner, **et/ou** de plats riches en matières grasses **<u>cuites</u>** favorise un sommeil agité, et donc un sommeil de mauvaise qualité et moins récupérateur.

Concernant votre équilibre alimentaire, consommer une à deux cuillères à soupe d'huile végétale de qualité au dîner est conseillé pour ses apports en vitamines et en divers acides gras essentiels.

A savoir : consommer des graisses **<u>cuites</u>** au dîner (viandes cuites dans les matières grasses, les fritures...) risque fort de rendre votre sommeil agité et de bien mauvaise qualité.

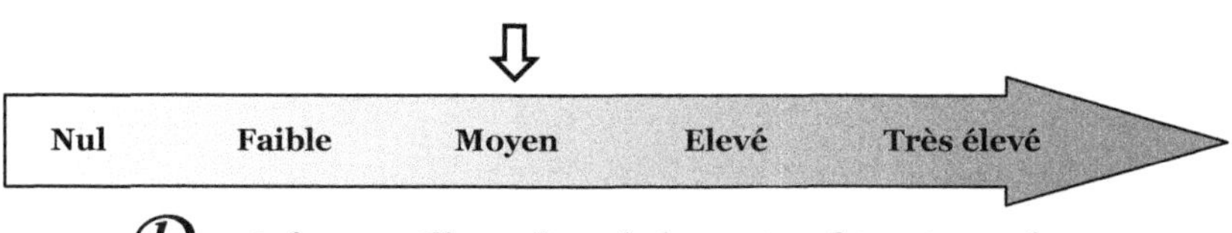

<u>Degré de surveillance lors de la corticothérapie au dîner</u>

Les apports en viande, poisson, œuf…

➢ Si vous avez comptabilisé 0 point dans la case du tableau intitulée : « **Je ne consomme pas à chaque dîner (ou jamais) de la viande et/ou du poisson et/ou des œufs et/ou leurs assimilés***».

Et/ou

➢ Si vous avez comptabilisé 0 point dans la case du tableau intitulée : « **Il m'arrive de saler mes viandes, poissons, œufs, assimilés… avant de les consommer au cours de mon dîner**. »

Et/ou

➢ Si vous avez comptabilisé 0 point dans la case du tableau intitulée : « **Il m'arrive de consommer au dîner, des charcuteries* et/ou des plats cuisinés d'origine industrielle ou du traiteur**. »

Résultat : avoir répondu positivement à ces questions est une très mauvaise réponse.

Concernant votre régime alimentaire pendant la corticothérapie, je vous conseille de consommer également une part **modérée** (environ 120g) de viande et/ou de poisson et/ou d'œufs **non salés à chaque dîner**. En effet, il s'agit ici d'aliments vous apportant des protéines animales de grande valeur biologique.

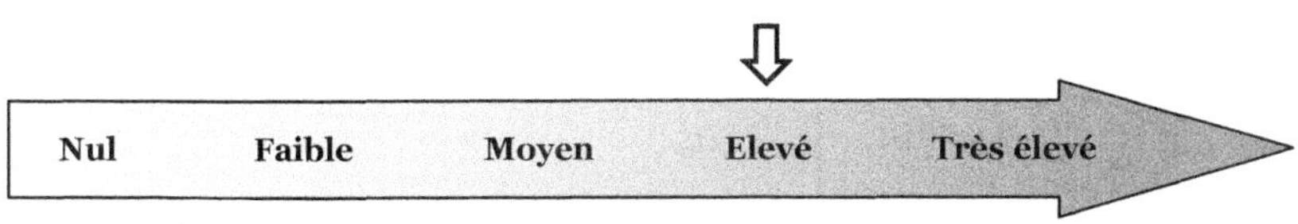

Degré de surveillance lors de la corticothérapie au dîner

Les apports en féculents

➢ Si vous avez comptabilisé 0 point dans la case du tableau intitulée : « **Le pain (ou assimilé) que je consomme au dîner n'est pas toujours sans sel**. »

Résultat : avoir répondu positivement à cette question est une très mauvaise réponse.

Concernant votre régime alimentaire pendant la corticothérapie, que vous consommiez ou non des féculents au dîner, je considère que c'est du pareil au même, à la condition que les féculents de consommés soient **toujours des féculents non salés**. Je considère en effet leur consommation **au dîner** comme non indispensable.

Concernant votre équilibre alimentaire, les féculents sont, dans la grande majorité des cas, parfaitement, et même **avantageusement non consommés** au sein du dîner (contrairement aux deux autres repas principaux de la journée). En effet, ne pas consommer de féculent au cours de vos dîners vous encouragera ainsi à consommer des légumes verts !

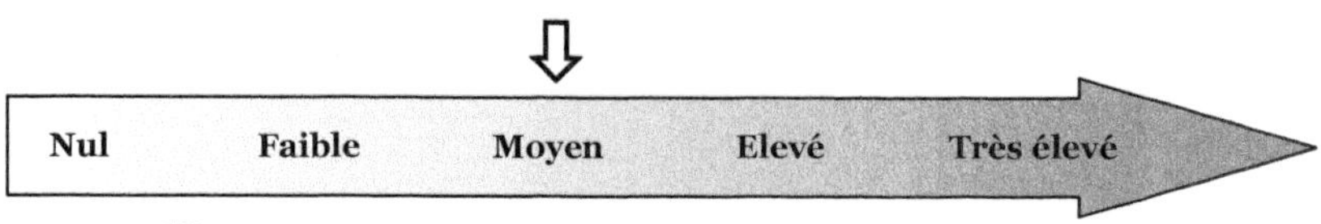

Degré de surveillance lors de la corticothérapie au dîner

Les apports en légumes verts

➢ Si vous avez comptabilisé 0 point dans la case du tableau intitulée : « **Je ne consomme pas à chaque dîner un/des légumes verts***. »

Résultat : avoir répondu positivement à cette question est une erreur nutritionnelle importante.

Concernant votre régime alimentaire pendant la corticothérapie, comme je l'ai déjà abordé à propos du déjeuner, seuls quelques rares légumes verts seront non consommés à cause de leur teneur intrinsèque trop élevée en sodium. Toutes les préparations de légumes verts artisanales ou industrielles, les conserves, la plupart des poêlées de légumes verts surgelés ne sera pas consommées non plus.

Concernant votre équilibre alimentaire, les légumes verts sont des alliés indispensables de par leurs apports alimentaires en fibres (permettant de lutter contre la constipation, mais également aidant à prévenir de nombreux cancers), en vitamines et en sels minéraux (dont du calcium pour certains d'entre eux dans de bonnes quantités). Les légumes verts sont bien plus profitables pour votre métabolisme **lorsqu'ils sont consommés au sein du dîner.** En effet, ils permettent à votre organisme de bien récupérer pendant la phase de sommeil (votre sommeil est plus profond et moins agité, et donc de meilleure qualité), et lui permettent également de mieux éliminer les toxines accumulées dans la journée.

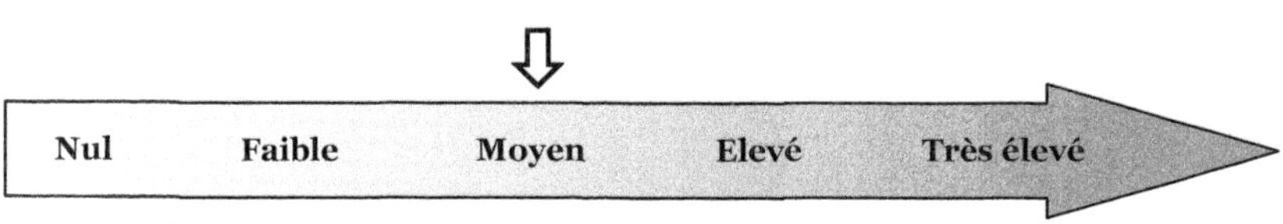

Degré de surveillance lors de la corticothérapie au dîner

Les apports en produits laitiers

➢ Si vous avez comptabilisé 0 point dans la case du tableau intitulée : « **Je ne consomme pas <u>à chaque</u> dîner un produit laitier***. »

<u>Et/ou</u>

➢ Si vous avez comptabilisé 0 point dans la case du tableau intitulée : « **Il m'arrive de consommer au dîner du fromage affiné***. »

<u>**Résultat**</u> : il s'agit de deux erreurs de premier ordre.

Concernant votre régime alimentaire pendant la corticothérapie, mes remarques concernant les produits laitiers au cours du dîner, sont <u>**identiques**</u> à celles de prodiguées au sein du petit-déjeuner et du déjeuner. Au moins un produit laitier **non sucré** devra être <u>**impérativement**</u> consommé à chaque dîner. Cependant **ne consommez pas** de fromage affiné au cours du dîner.

☝ **A savoir** : les laits végétaux sont également très intéressants notamment si vous digérez mal (ou pas) le lactose : lait d'amande, de soja, d'avoine... ils sont aussi riches en calcium que les laits végétaux. Cependant il est important de noter que leur calcium est moins bien assimilé par le métabolisme.

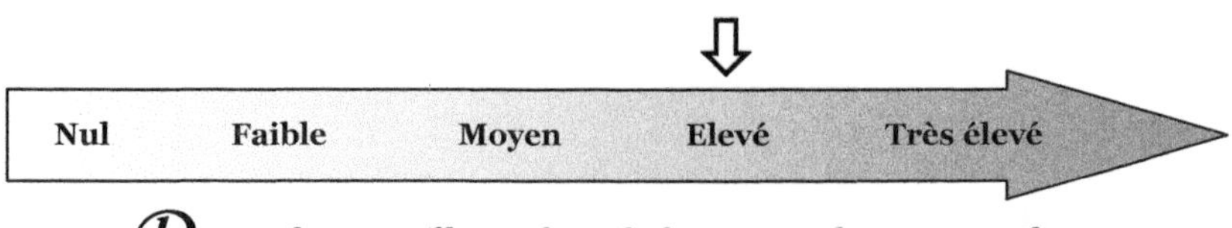

<u>*Degré de surveillance lors de la corticothérapie au dîner*</u>

Les apports en fruits

➢ Si vous avez comptabilisé 0 point dans la case du tableau intitulée : « **Je ne consomme jamais au dîner un fruit et/ou jus de fruit et/ou compote**. »

Résultat : avoir répondu positivement à cette question est problématique.

Concernant votre régime alimentaire pendant la corticothérapie, comme cela fut déjà abordé, les fruits, si consommés en quantité modérée (la valeur d'un gros fruit par dîner), ne poseront aucun problème, car leur teneur en sodium est négligeable, et leur sucre majoritaire est le fructose (moins hyperglycémiant que le glucose, et donc moins problématique).

Concernant votre équilibre alimentaire, les fruits sont indispensables de par leurs apports alimentaires en fibres, en vitamines (surtout en vitamine C), en sels minéraux et en oméga 3 pour certains d'entre eux (notamment les fruits oléagineux). Si vous ne consommez pas de fruit au dîner, consommez-le **au cours de la soirée**. A noter que la consommation des fruits, tout comme celle des légumes verts, est encore plus profitable à votre métabolisme, lorsque ceux-ci sont consommés au cours du dîner (ou en cours de soirée). En effet, le métabolisme assimile et utilise mieux les nutriments que les fruits lui apportent, pendant la phase de sommeil et de récupération.

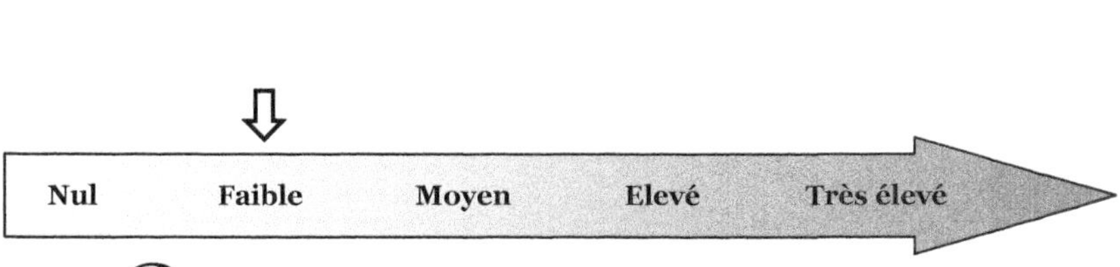

Degré de surveillance lors de la corticothérapie au dîner

Les apports en sucres rapides

➢ Si vous avez comptabilisé 0 point dans la case du tableau intitulée : « **Il m'arrive de consommer au dîner des aliments riches en sucre* (hors fruits ou compotes de fruit).**»

<u>Et/ou</u>

➢ Si vous avez comptabilisé 0 point dans la case du tableau intitulée : « **Il m'arrive de consommer des boissons sucrées au cours du dîner : sodas, jus de fruit, sirop, café sucré...** »

<u>Résultat</u> : avoir répondu positivement à l'une de ces deux questions, voire aux deux, est très négatif.

Concernant votre régime alimentaire pendant la corticothérapie, comme cela fut déjà étudié au sein des deux autres repas principaux de la journée, une alimentation riche en sucres rapides (confiserie, yaourt sucré, pâte à tartiner...) mais également en sodium (et matières grasses) associées à ces sucres rapides (viennoiserie, brioche, pâtisserie...), sera à bannir totalement de vos dîners.

A savoir : Il faut bien retenir également une chose très importante au sujet des sucres rapides et des aliments riches en sucre, c'est que ceux-ci ne possèdent aucune vertu nutritionnelle.

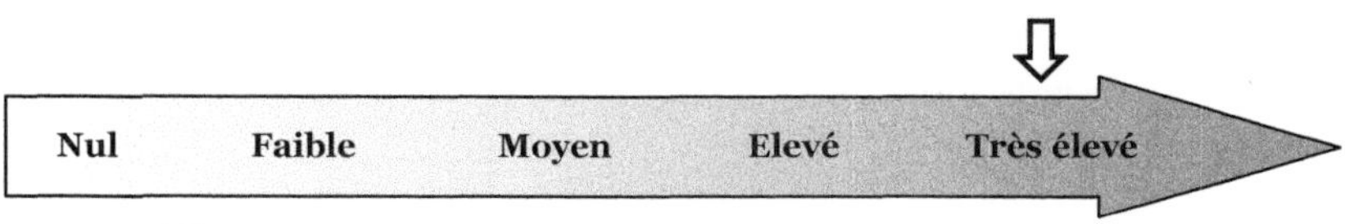

<u>Degré de surveillance lors de la corticothérapie au dîner</u>

Les apports en sel

➢ Si vous avez comptabilisé 12 points dans la case du tableau intitulée : « **Je ne resale <u>jamais</u> mes plats au cours de mon dîner (hors sel « de régime* »).** »

Concernant votre régime alimentaire pendant la corticothérapie, c'est l'idéal ! Ne pas resaler vos plats est un point fondamental. Le sel « de régime » étant par contre parfaitement consommable, au mieux il s'agira de chlorure de potassium (« Bouillet » que l'on achète en pharmacie).

➢ Si vous avez comptabilisé 0 point dans la case du tableau intitulée : « **La salière est plus ou moins <u>régulièrement</u> posée sur la table, sur laquelle je dîne.** »

<u>Et/ou</u>

➢ Si vous avez comptabilisé 0 point dans la case du tableau intitulée : « **Il m'arrive de boire des eaux riches en sodium telles des eaux de Vichy.** »

<u>Résultat</u> : avoir répondu positivement à l'une de ces deux questions, voire aux deux, est très négatif.

Concernant votre régime alimentaire pendant la corticothérapie, comme cela fut déjà abordé à maintes reprises, votre consommation de sodium doit être **<u>absolument réduite au maximum</u>** !

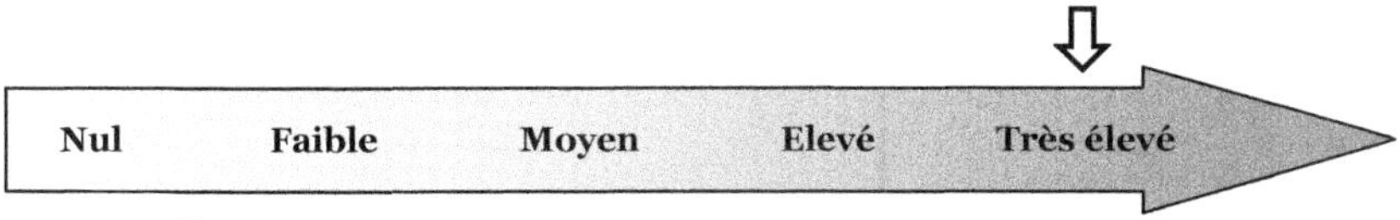

<u>Degré de surveillance lors de la corticothérapie au dîner</u>

Et le goûter ?

Dans le cadre de votre alimentation pendant ou hors corticothérapie, le goûter n'est pas indispensable. Celui-ci peut dans certains cas être **profitable**, dans la mesure où il permet de fractionner votre alimentation dans la journée, favorisant ainsi la consommation de repas principaux plus légers.

Enfin, le goûter est souvent source de plaisir, de partage... dont il serait dommage de se priver !

Dans le cadre **d'un goûter** bien géré, adapté à l'accompagnement nutritionnel de votre corticothérapie par voie orale, voici quelques points fondamentaux à respecter :

- Le goûter sera léger (peu copieux).

- Si votre consommation de viande, poisson ou œufs n'est pas suffisamment couverte au cours des deux repas principaux (déjeuner et dîner), n'hésitez pas à en consommer une part modérée mais toujours non salé (avec choix judicieux des aliments en leur sein).

- Consommez un féculent **non sucré et non salé** (le choix est alors malheureusement très restreint).

- Un produit laitier **non sucré et non salé** (pas de fromage affiné).

- Un fruit peut être consommé, en privilégiant les moins sucrés d'entre eux : pomme, poire, fraise...

- Une boisson neutre : non salée ni sucrée sera également la bien venue.

Récapitulatif de l'enquête alimentaire

➢ *Ce qu'il faut faire au petit-déjeuner :*

- Consommez des matières grasses **non salées** dans des quantités **modérées** (consommation non obligatoire à chaque petit-déjeuner).
- Consommez un féculent **non salé ni sucré**.
- Consommez un produit laitier **non salé ni sucré**.
- Consommez un fruit, mais si possible pas sous forme de jus industriel (pas de nectar ni de concentré de fruit).
- Pas de sucre ni d'aliment riche en sucre.
- **Attention à réduire considérablement vos apports alimentaires en sodium et en sucres rapides**.

➢ *Ce qu'il faut faire au déjeuner :*

- Consommez des matières grasses **non salées** dans des quantités **modérées** (en évitant si possible les graisses cuites).
- Consommez un apport en viande ou en poisson ou en œufs **non salé**. Des choix judicieux seront à opérer en leur sein. Pas d'excès.
- Consommez des féculents **non salés ni sucrés**.
- Consommez, dans la mesure du possible, des légumes verts **non salés**. Pas de légumes verts cuisinés du traiteur ou industriellement. Pas de conserve.
- Consommez un produit laitier **sans sucre**. Du fromage affiné sera possible avec choix drastique en leur sein et dans des quantités contrôlées.
- Consommez un fruit, mais si possible pas sous forme de jus industriel (pas de nectar ni de concentré de fruit).
- Pas de sucre ni d'aliment riche en sucre.
- Pas de salage. Le sel « **de régime** » sera consommable.
- **Attention à réduire considérablement vos apports alimentaires en sodium et en sucres rapides**.

➢ *Ce qu'il faut faire au goûter :*

- Consommez un produit laitier **non salé ni sucré**.
- Consommez un féculent **non salé ni sucré**.
- Consommez un fruit, mais si possible pas sous forme de jus industriel (pas de nectar ni de concentré de fruit).
- Pas de sucre ni d'aliment riche en sucre.
- **Attention à réduire considérablement vos apports alimentaires en sodium et en sucres rapides**.

➢ *Ce qu'il faut faire au dîner :*

- Consommez des matières grasses **non salées** dans des quantités **modérées** (en évitant si possible les graisses cuites).
- Consommez un apport en viande ou en poisson ou en œufs **non salé**. Des choix judicieux seront à opérer en leur sein. Pas d'excès.
- Consommez **ou non** des féculents **non salés ni sucrés**.
- Consommez des légumes verts **non salés**. Pas de légumes verts cuisinés du traiteur ou industriellement. Pas de conserve.
- Consommez un produit laitier **sans sucre ni sel**. Pas de fromage affiné.
- Consommez un fruit, mais si possible pas sous forme de jus industriel (pas de nectar ni de concentré de fruit).
- Pas de sucre ni d'aliment riche en sucre.
- Pas de salage. Le sel « **de régime** » sera cependant consommable.
- **Attention à réduire considérablement vos apports alimentaires en sodium et en sucres rapides**.

Chapitre 2
PRESENTATION DES FAMILLES ALIMENTAIRES

Les matières grasses

Les matières grasses regroupent les **matières grasses d'origine animale**, qui sont sources d'acides gras saturés, **de cholestérol** et pour certaines de vitamine D, et les **matières grasses d'origine végétale**, qui sont sources d'acides gras insaturés (oméga 3, 6 et 9), de vitamines A, K et E. Cependant, **les huiles de palme et de coprah**, (que l'on retrouve désormais pratiquement partout), apportent des acides gras « saturés » qui sont réputés pour être très athérogènes (**qui bouchent les artères**), d'où leur très mauvaise réputation nutritionnelle **bien méritée**. Parmi les matières grasses animales, nous pouvons citer : le beurre (doux et demi-sel) à 82% de matières grasses ou allégé, le saindoux, la graisse de canard, la graisse d'oie, mais également la fameuse huile de foie de morue... et parmi les matières grasses végétales, nous citerons : les huiles végétales, les pains de végétaline et les margarines végétales (certaines sont salées, d'autres non). Il existe des « matières grasses composées » qui sont constituées par un mélange de graisses animales et de graisses végétales. **La crème fraîche sera étudiée au sein des produits laitiers**. Les matières grasses végétales notamment, sont très importantes pour l'équilibre nutritionnel (sauf les huiles de palme et de coprah). Cependant, elles doivent être consommées en **quantités modérées**. **Environ 12g de beurre sont conseillés quotidiennement** (un micropain), mais vous pouvez également consommer de la margarine végétale de qualité (St Hubert oméga 3 sans huile de palme par exemple), dans les mêmes quantités si vous le désirez.

Concernant votre régime alimentaire du à votre corticothérapie, la plupart des huiles végétales sont totalement dépourvues de sodium, certaines en apportent (telle l'huile de colza, ou des huiles combinées), mais dans des quantités **parfaitement négligeables** et elles sont totalement dépourvues de sucre. Le beurre et la margarine végétale demi-sel **seront à proscrire**. Le beurre doux et la margarine végétale non salée ne poseront aucun problème. Attention à certaines margarines végétales et à certaines matières grasses composées qui sont parfois plus ou moins salées !

1. Le métabolisme a besoin des apports vitaminiques d'un **minimum** de 10g à 20g d'huile végétale par jour (une à deux cuillères à soupe). Cet apport est indispensable pour votre métabolisme.
2. Le métabolisme a également besoin des apports vitaminiques d'un **minimum** de 10g **environ** de beurre doux par jour (une cuillère à soupe rase ou la valeur d'un micropain de beurre vendu dans le commerce, de la taille d'un domino, il est également distribué dans les restaurants et les hôtels). Il ne faut pas en priver, si possible, votre organisme car cet apport est également important.
3. Le beurre d'été ainsi que la crème fraîche d'été (qui sera étudiée au sein des produits laitiers), sont **plus riches** en vitamines, que le beurre et la crème fraîche d'hiver.
4. Les matières grasses **ne font pas grossir** si celles-ci sont consommées dans des quantités raisonnables, et si celles-ci sont bien réparties au cours des trois repas principaux de la journée.
5. Privilégiez autant que possible la consommation de beurre doux plutôt que celle de margarine végétale. Si excès de cholestérol sanguin, privilégiez « St Hubert oméga 3 sans huile de palme ».
6. Consommer des beurres allégés ou des margarines végétales allégées en matières grasses ne posera pas de problème particulier, **cela n'en sera même que mieux**.
7. Je vous conseille l'huile d'olive extra vierge (notamment pour la cuisson) et l'huile de noix pour l'assaisonnement. Il est cependant conseillé **d'alterner** la consommation des huiles végétales.

8. **Ne faites jamais cuire votre beurre**. Consommez-le **toujours cru**.
9. Mettre du beurre cru à fondre sur des pâtes (par exemple) ne posera pas de problème (le beurre ne cuit pas), à la condition que la quantité de matières grasses soit **très modérée**.
10. Je vous **déconseille** de consommer plus de deux cuillères à soupe de matières grasses au total au cours de vos déjeuners, idem au cours de vos dîners. Evitez de les consommer cuites (sauf avec les légumes verts si vous désirez cuisiner ces derniers).
11. Les matières grasses composées sont des composés gras qui ne peuvent être ni dénommés comme beurre, ni comme margarine végétale. Elles peuvent être issues d'un mélange de matières grasses laitières avec des matières grasses végétales.
12. Pour celles et ceux qui souffrent également d'excès de cholestérol, ou qui souhaitent faire attention à leurs apports alimentaires en cholestérol, il vous faut savoir que le cholestérol alimentaire **est uniquement** apporté par les matières grasses animales (beurre, crème fraîche, saindoux, gras des viandes...), et non pas par les matières grasses végétales (huiles végétales, margarines végétales...), qui en sont **totalement dépourvues**.
13. Effectuez des vinaigrettes allégées « maison » en coupant vos vinaigrettes pour moitié avec de l'eau. Attention, ne pas en consommer plus, sous le prétexte qu'elle est allégée !
14. Restez toujours vigilant(e) au regard de l'huile de palme et de tous les produits alimentaires qui en contiennent. **Privilégiez toujours les aliments qui indiquent sur leur emballage « sans huile de palme »**.

☝ **N'oubliez pas** : certains corps gras sont fondamentaux pour votre équilibre nutritionnel. Il s'agira simplement d'être vigilant(e) dans leur consommation, en respectant rigoureusement les conseils diététiques qui les gouvernent. Vous ne consommerez pas de beurre demi-sel, ni de margarine ou de matières grasses composées salées.

Les viandes, poissons, œufs...

Les viandes, poissons, œufs et leurs assimilés (charcuteries, mollusques, coquillages, plats confectionnés à base de viande(s), et/ou de poisson(s), et/ou d'œufs tels les quiches, les pains de poisson...) appartiennent au groupe des apports majoritaires en **protéines animales.** Ce groupe alimentaire représente également la source d'aliments la plus importante en fer, zinc, vitamine B12... ainsi que des acides gras saturés et du cholestérol. Une bonne part (environ 100g à 120g) par déjeuner et par jour, suffit pour couvrir les besoins du métabolisme (**hors cadre d'un travail d'amaigrissement et/ou avant 65 ans** entre autres).

Concernant votre régime alimentaire du à votre corticothérapie, **la plupart** des aliments de ce groupe alimentaire ne poseront pas de problème particulier, à condition qu'ils soient consommés « non salés ». Cependant, **certains d'entres eux ne devront pas être consommés**, à cause de leur richesse intrinsèque en sodium (voir les tableaux aux pages ultérieures). **Toutes les préparations industrielles, artisanales, du traiteur... ne devront pas être consommées**. Leurs apports en sucre sont nuls à insignifiants.

1. Toutes les charcuteries seront **à éviter absolument** : elles sont **toutes** trop riches en sodium (sel).
2. Ne pas consommer des plats du traiteur ou préparés industriellement, attention également aux plats des restaurateurs.
3. Les viandes en sauce (les ragoûts par exemple), et les viandes rouges, ne seront pas consommées plus de deux fois par semaine si possible. Elles seront confectionnées « maison » sans sel ajouté (pas de plat tout prêt du commerce).

4. Cuisinez le plus souvent possible vos viandes au grill (grill électrique, plancha, cheminée, poêle antiadhésive avec feuille de cuisson...) ou rôties.
5. Les cuissons en braisé ne poseront pas de problème particulier, **mais sans salage**.
6. **Ne pas saler ni avant, ni pendant, ni après cuisson**.
7. A partir du moment où vos viandes seront grillées ou rôties, il n'y aura pas de choix particulier à faire à leur niveau (c'est plutôt inutile).
8. Certains poissons ne devront pas être consommés (voir le tableau de la page N°77), c'est le cas notamment du poisson pané et de tous les poissons fumés.
9. Tous les poissons **fumés** (saumon, truite, hareng...) **ne doivent pas être consommés**.
10. Les anchois transformées (salées, en conserve...) **ne doivent pas être consommées**.
11. Les œufs de lompe, le caviar, le **surimi**, les mousses ou pâtés de poissons, le tarama, le foie de morue en conserve à l'huile, les sardines, harengs... en conserve (à l'huile, à la tomate...), le thon en conserve (**au naturel**) **ne doivent pas être consommés**.
12. Le thon en conserve **à l'huile**, ne posera pas de problème.
13. De nombreux mollusques et crustacés ne devront pas être consommés (voir le tableau de la page N°77). Attention aux crevettes et aux crabes achetés **déjà cuits** dans le commerce, leur cuisson est automatiquement associée **à des apports très élevés en sel** : **ne pas les consommer**.
14. Les poissons de consommables seront cuits au court-bouillon, à la vapeur, grillés, cuits au four, au four micro-ondes, en papillote mais toujours sans sel ajouté.
15. Au mieux, consommez le poisson au dîner, et consommez la viande plutôt au cours du déjeuner.
16. On croit à tort, que les poissons de mer sont obligatoirement salés, **c'est faux** ! La preuve étant que certains poissons plats (turbo et carrelet) sont **très pauvre** en sodium (sel), plus pauvres même que la truite ou le saumon **frais** !
17. Que les viandes ou poissons soient surgelés, cela n'a pas d'incidence.
18. Les lardons seront consommés nature, **mais pas fumés**.

19. La plupart des abats ne poseront pas de problème, seulement, vous veillerez **à ne pas consommer** les abats suivants qui sont trop riches en sodium (sel) : gésier de canard, langue de bœuf, foie de volaille, les rognons d'agneau et les rognons de bœuf.
20. Les viandes (muscles) ne posent pas de problème. En effet, **leurs apports moyens** en sodium sont plutôt modérés (si consommés sans sel ajouté). Les viandes d'agneau et de bœuf sont, en moyenne, plus riches en sodium que les autres viandes, **mais c'est inutile de s'attarder sur ce détail sans grande importance** (la différence d'apport en sodium étant plutôt faible en fait) : **à partir du moment où vous cuisinerez vos viandes vous-même, sans ajout de sel, aucune viande ne sera plus problématique qu'une autre** !
21. Les abats de consommables sans soucis (si non salés lors de leur préparation culinaire) sont (par **ordre croissant d'intérêt**) : cœur de bœuf, foie d'agneau, foie de veau, foie de génisse, rognon de porc, foie d'agneau, ris de veau.
22. Vous l'avez compris, toutes les préparations à base de viandes ou de volailles telles : paupiette, cordon bleu, feuilleté à la viande, burritos, tripes à la mode Caen, escalope de veau panée... **ne doivent pas être consommées**, à cause de leur préparation industrielle ou artisanale trop riche en sodium (sel).
23. Les volailles **ne sont pas** des apports alimentaires **naturels** importants en sodium (sel).
24. **Pas de problème particulier avec les œufs**.
25. Mode de cuisson des œufs : au « plat », en omelette, brouillés, crus, coques, durs... cela n'a pas d'importance **mais sans sel ajouté**.
26. Vous pouvez consommer vos œufs aussi bien au déjeuner qu'au dîner.
27. Toutes les préparations **à base d'œufs**, telles les quiches, les tartes, hachis, lasagnes... sont à considérer dans ce groupe alimentaire riche en protéines animales. En contrepartie, les gâteaux à base d'œufs (sablés, crème pâtissière...) ne seront pas à considérer dans ce groupe alimentaire, mais **dans celui des aliments sucrés**.
28. N'hésitez pas à accompagner vos viandes, poissons ou plats à base d'œufs par des d'herbes, des épices, du jus de citron... qui masqueront en partie l'absence de sel dans vos préparations.

Composition nutritionnelle de quelques poissons et produits de la mer

Légende des tableaux : trois étoiles ★★★ signifient « **ne pas consommer : apports trop importants** ». Deux étoiles ★★ signifient « **à consommer avec grande modération : apports élevés** ». Une étoile ★ signifie « **consommable sans risque : apports faibles** ». L'étoile vide ☆ signifie « **consommable sans problème : apports très faibles à nuls** ».

Poissons et produits de la mer.	**Apports en sodium (sel).** (Ordonnés du plus riche +, vers le plus pauvre apport -).
Bigorneau.	★★★ +
Huître.	★★★
Moule.	★★★
Seiche.	★★★
Poisson **pané**.	★★★
Calamar.	★★
Coquille St. Jacques.	★★
Sole.	★★
Hareng.	★★
Raie.	★★
Sardine fraîche.	★★
Cabillaud.	★
Bar.	★
Maquereau.	★
Daurade.	★
Truite.	★
Saumon **frais** (non fumé).	☆
Clam, praire, palourde.	☆
Thon **frais**.	☆
Turbo.	☆ –

Source : « Table de composition nutritionnelle des aliments CIQUAL » 2013. (Résultats **adaptés**, afin de vous faciliter la compréhension des données).

Composition nutritionnelle de quelques viandes, abats et de l'œuf

Rappel : trois étoiles ★★★ signifient « **ne pas consommer : apports trop importants** ». Deux étoiles ★★ signifient « **à consommer avec grande modération : apports élevés** ». Une étoile ★ signifie « **consommable sans risque : apports faibles** ». L'étoile vide ☆ signifie « **consommable sans problème : apports très faibles à nuls** ».

Viandes et œuf.	**Apports en sodium (sel).** (Ordonnés du plus riche +, vers le plus pauvre apport -).
Gésier de canard.	★★★ +
Langue de bœuf.	★★★
Rognon d'agneau.	★★★
Blanc d'œuf.	★★
Agneau (moyenne).	★★
Bœuf (moyenne).	★★
Œuf **entier**.	★
Lapin (moyenne).	★
Veau (moyenne).	★
Cervelle.	★
Cœur de bœuf.	★
Dinde (moyenne).	★
Oie (moyenne).	★
Porc (moyenne).	★
Canard (moyenne).	★
Chevreuil et sanglier (moyenne).	★
Poulet et poule (moyenne).	★
Ris de veau.	★
Cheval (moyenne).	☆
Jaune d'œuf.	☆ –

Source : « Table de composition nutritionnelle des aliments CIQUAL » 2013. (Résultats **adaptés**, afin de vous faciliter la compréhension des données).

Les féculents

NB : tous les conseils diététiques proposés au sein de ce paragraphe, concernant les féculents, sont **parfaitement adaptés**, et même **vivement conseillés**, en cas **d'hypercholestérolémie**, pathologie associée ou non à votre corticothérapie.

Les féculents représentent les **apports énergétiques d'origine alimentaire par excellence**. Leur absorption intestinale est **lente** d'où la désignation de « **sucres lents** », qui leur est également attribuée. **Les féculents sont absolument indispensables à chaque petit-déjeuner et déjeuner**. Ils seront cependant consommés ou non, au cours du dîner (cela se fera à votre guise). Les féculents les plus communs sont : la pomme de terre (et sa fécule), le riz (riz blanc, riz complet, vermicelle de riz, semoule de riz...), le quinoa, le tapioca, tous les légumes secs (coco, soisson, lentille, fève, pois cassé, haricot rouge...), tous les produits à base de céréales (blé, avoine, seigle, sarrasin...) tels : le blé précuit (Ebly), les pâtes de froment ou complètes, la semoule de blé, le pain, les crêpes, les galettes, la pâte brisée, la pâte sablée ou feuilletée, le muesli...

Il existe des **féculents complets** (à base de céréales complètes) : riz complet, pâtes de blé complet, pain complet, pain aux céréales, pain multicéréale, pain aux graines, légumes secs... et des **féculents blutés** (ou raffinés), c'est-à-dire des **féculents non complets** : riz blanc, pain blanc, pâtes de froment... Je vous conseille **très vivement** de favoriser la consommation des féculents complets, au profit des féculents blutés. **Ces sucres lents ne posent aucun problème au regard de votre corticothérapie au contraire des sucres rapides**.

Les féculents représentent les fondements même de votre équilibre alimentaire.

Concernant votre régime alimentaire du à votre corticothérapie, les féculents ne sont pas des apports alimentaires importants en sodium, car ceux-ci, **à l'exception de certains légumes secs, ne sont pas des sources naturelles de sodium**. Pour ce qui est du pain ou des biscottes, ne consommez que du « sans sel ». A partir du moment où, les féculents seront cuisinés « maison » et sans ajout de sel (ni sucre) pendant ou après la cuisson, **ils ne poseront aucun problème** (à l'exception de certains légumes secs).

1. Les féculents **doivent être impérativement consommés** au moins à chaque petit-déjeuner et déjeuner. Ils sont en général, **non nécessaires** au cours du dîner.
2. Consultez la liste complète des féculents sur la page de mon site Internet les concernant : www.cedricmenarddieteticien.com Les plus courants sont : le pain, les pommes de terre, les légumes secs, les pâtes, le riz, la farine de blé, seigle, orge, le quinoa...
3. Les pains riches en fibres : pain complet, pain aux céréales, pain aux graines... **doivent être privilégiés au pain blanc**. le pain **sera toujours** consommé **sans sel**.
4. Les légumes secs sont représentés par les graines des légumineuses (lentilles, fèves, haricots blancs, soissons, flageolets...) Il est conseillé d'en consommer une fois par semaine, en y faisant les bons choix (ne consommez pas les plus riches en sodium). Ce sont bien évidemment des féculents.
5. Le petit pois **frais n'est pas** un féculent : c'est un légume vert. **Le pois cassé, lui, est** un féculent (purée Saint-Germain). Les pois cassés **ne seront pas consommés** car ils sont trop riches en sodium.
6. Le **maïs doux** est un légume vert, alors que la **Maïzena** (farine de maïs) est un féculent.
7. Tous les plats et les préparations à base de farine de blé, de sarrasin, de maïs (Maïzena), de seigle... : galettes, crêpes, semoule de blé et de riz, sont des plats ou des préparations à base de féculents, et **sont donc à considérer comme des féculents**. Ils ne seront consommés que dès lors que ces plats seront confectionnés « maison », sans ajout de sel lors de la préparation ou lors de la dégustation.

8. **TRES IMPORTANT** : les pâtes devront être consommées **fermes ou al dente**, mais **jamais fondantes**. **Privilégiez fortement** les pâtes de gros calibre (tagliatelle, escargot, coude, spaghetti...), et celles à base de **farine complète seront optimales**.

9. **Privilégiez les céréales complètes autant que possible** : riz complet, pâtes à base de farine de blé complet, pain complet.

10. **Ne cuisez pas vos pâtes, votre riz**... dans de l'eau salée ni dans de l'eau accompagnée de bouillon de viandes déshydratées en cube, car **ces cubes sont très riches en sel**.

11. Quand vous ressentez de la faim entre les repas, c'est peut-être lié à une ou deux choses : soit vous mangez trop vite **et/ou votre consommation de féculents fut insuffisante lors du dernier repas**. Donc, si vous ressentez des sensations de faim entre les repas, pensez systématiquement : « **Ai-je consommé suffisamment de féculents lors de mon dernier repas ? »**

12. La baguette est **le plus mauvais** des pains, je vous la déconseille absolument.

13. Les biscuits spéciaux pour le petit-déjeuner, du genre « Belvita » sont de bons aliments céréaliers. Ce sont des féculents à part entière. Ils peuvent remplacer le pain du petit-déjeuner. Privilégiez toujours ceux qui sont les plus riches en céréales complètes.

14. Les céréales pour le petit-déjeuner : biscuits pour petit-déjeuner, céréales soufflées, muesli, corn-flakes... sont trop riches en sodium : **n'en consommez pas**.

15. Les noix de cajou, les cacahuètes... de l'apéritif sont interdites **si elles sont salées**.

16. Aucune farine ne pose problème (farine de blé, maïzena, sarrasin...), en effet, leur teneur en sodium (sel) **est très faible**.

17. Attention aux pâtes brisées et feuilletées du commerce : **elles sont salées** !

18. Attention aux légumes secs de vendus en conserve : ils sont relativement riches en sodium (sauf la fève).

19. C'est toujours la même histoire : les féculents déjà préparés industriellement et prêts à être consommés, sont trop riches en sodium (sel).

Composition nutritionnelle de quelques féculents

Rappel : trois étoiles ★★★ signifient « **ne pas consommer : apports trop importants** ». Deux étoiles ★★ signifient « **à consommer avec grande modération : apports élevés** ». Une étoile ★ signifie « **consommable sans risque : apports faibles** ». L'étoile vide ☆ signifie « **consommable sans problème : apports très faibles à nuls** ».

Les féculents.	**Apports en sodium (sel).** (Ordonnés du plus riche +, vers le plus pauvre apport -).
Chapelure.	★★★ +
Pain classique.	★★★
Chips.	★★★
*Biscotte classique.	★★★
Pain au lait.	★★★
Pain suédois.	★★★
Haricot blanc (en conserve).	★★★
Flageolet (en conserve).	★★★
Haricot rouge.	★★
Pois cassé.	★★
Semoule de blé.	★
Lentille.	★
Purée déshydratée en flocons.	★
Pomme de terre.	☆
Fèves.	☆
Farines (de blé, sarrasin...)	☆
Pain **sans sel**.	☆
Biscotte **sans sel**.	☆
Pâtes classiques.	☆
Riz classique.	☆ –

Source sauf pour* : « Table de composition nutritionnelle des aliments CIQUAL » 2013. (Résultats **adaptés**, afin de vous faciliter la compréhension des données).

Les légumes verts

NB : tous les conseils diététiques proposés au sein de ce paragraphe, concernant les légumes verts, sont **parfaitement adaptés**, et même **vivement conseillés**, en cas **d'hypercholestérolémie**, pathologie associée ou non à votre corticothérapie.

Les légumes verts sont tous quasiment dépourvus d'énergie. Ils sont indispensables dans votre alimentation quotidienne. Ils sont réputés pour être anticancéreux, notamment s'ils sont issus de l'agriculture biologique. Les légumes verts représentent des apports fondamentaux en fibres alimentaires végétales, qui favorisent fortement le transit intestinal, et qui séquestrent une partie du cholestérol alimentaire. Ils apportent également des vitamines (vitamines du groupe B surtout B9, vitamines K, C...) et des sels minéraux, qui sont indispensables pour le bon fonctionnement quotidien du métabolisme. Les légumes verts peuvent être consommés à chaque repas, cependant, c'est au dîner que leur rôle prédomine. Au mieux, les légumes verts seront consommés également à chaque déjeuner (et même pourquoi pas au cours de chaque petit-déjeuner). Cependant, leur consommation au cours du déjeuner **ne doit pas éclipser celle des féculents**, qui, pour ces derniers, sont indispensables lors de chaque déjeuner.

Concernant votre régime alimentaire du à votre corticothérapie, seuls quelques rares légumes verts seront **interdits** à la consommation à cause de leur teneur **intrinsèque** trop élevée en sodium. Quelques autres d'entre eux seront déconseillés à forte consommation. **La grande majorité d'entre eux ne posera pas de problème au regard de leurs apports alimentaires en sodium, et encore moins au regard de leurs apports en sucres rapides**.

1. Les légumes verts peuvent être consommés crus ou cuits. La consommation crue reste cependant **à privilégier, pour environ le tiers des apports journaliers totaux** en légumes verts. En effet, la cuisson détruit une bonne partie des vitamines. La cuisson à la vapeur reste cependant la plus intéressante.
2. Il est très vivement conseillé de peler, de râper... les légumes verts, en vue de leur consommation crue, le plus proche possible de leur consommation, car bon nombre de vitamines sont détruites par leur contact avec l'oxygène. (Sinon citronnez-les juste après les avoir préparés à la consommation).
3. Ne jamais laisser tremper les légumes verts dans l'eau, mais passez-les plutôt rapidement sous le jet du robinet. En effet, le trempage entraîne **une perte très importante** de vitamines et de sels minéraux, qui migrent vers l'eau de trempage par phénomène d'osmose. De ce fait, dès lors que cette eau de trempage n'est pas consommée, les vitamines et les sels minéraux se retrouvent alors perdus ! Ce qui est un comble !
4. Toujours bien laver ses légumes verts, notamment après épluchage, car la peau est souvent vectrice de parasites à différents stades d'évolution. La toxoplasmose, la contamination aux ascaris (et autres parasitoses à vers...) se fait très fréquemment à cause de légumes verts souillés au préalable, et mal lavés avant leur consommation.
5. La liste des légumes verts est à consulter sur mon site Internet www.cedricmenarddieteticien.com à la page « liste des légumes verts ».
6. La pomme de terre **n'est pas** un légume vert : c'est un féculent.
7. Les légumes verts peuvent être consommés sous forme de potage. Cependant, **ne consommez pas** des potages industriels qui sont trop salés, confectionnez-les vous-même.
8. Attention aux légumes verts en conserves. En effet, ils sont, en général, conservés dans la saumure (eau salée), **il ne faudra donc pas les consommer du tout**.
9. Le mieux sera de consommer vos légumes verts frais, ou encore surgelés mais **nature**.
10. Ne consommez pas des légumes verts surgelés sous forme de **poêlée cuisinée**.

11. Ne consommez pas les crudités en vinaigrette déjà préparées du commerce, ces plats sont toujours trop salés.
12. Il existe des poêlées de légumes verts surgelés à cuisiner soi-même, **vendues avec un sachet d'épices individuel**. Vous pouvez consommer ces poêlées à condition **de ne pas consommer leur sachet d'épices**.
13. Dès que possible, je vous conseille de consommer les légumes verts **avec leur peau**, car les vitamines, les sels minéraux et une bonne partie des fibres alimentaires végétales, sont perdus lors du pelage, car la plupart des vitamines se trouvent juste sous la peau des légumes verts (et des fruits). Une courgette, par exemple, est parfaitement consommable avec sa peau.
14. Ne consommez pas de choucroute.
15. Figurez vous que le poivron rouge est **très riche en sodium**, alors que le poivron vert **en est pauvre** ! Ne consommez donc pas de poivron rouge, attention aux poivrons jaune et orange, et consommez si vous le souhaitez du poivron vert...
16. Les légumes verts suivants **ne poseront aucun problème** (apports en sodium faibles à très faibles), énumérés par ordre décroissant de leurs teneurs en sodium (suite du tableau de la page suivante) : carotte, pourpier, pissenlit, cresson, oignon, avocat (fruit considéré comme un légume vert), topinambour, navet, chou rouge, radis rouge, cardon, salsifis **frais**, scarole, laitue, chou blanc, navet, poireau, échalote, chou de Bruxelles, potiron, chou-fleur, radis noir, asperge **fraîche**, mâche, oignon, concombre, oseille, tomate, courgette.
17. Les légumes verts **frais interdits** sont très peu nombreux, il s'agit **du céleri-rave, le poivron rouge et la bette**. Les légumes verts **à ne pas trop consommer** sont peu nombreux également : petit pois, aubergine, haricot vert, fenouil et endive. (Voir le tableau de la page suivante).
18. Ne consommez pas des légumes verts en conserves familiales, en effet, pour conserver des légumes verts frais du jardin, il faut les conserver dans de la saumure (eau salée).
19. Attention aux cornichons conservés dans le vinaigre, ceux-ci sont généralement dégorgés au gros sel avant leur transformation, ils se sont alors enrichis très fortement en sodium : il ne faudra donc pas les consommer !
20. **Le sel de céleri est interdit**.

Composition nutritionnelle de quelques légumes verts

Rappel : trois étoiles ★★★ signifient « **ne pas consommer : apports trop importants** ». Deux étoiles ★★ signifient « **à consommer avec grande modération : apports élevés** ». Une étoile ★ signifie « **consommable sans risque : apports faibles** ».

Les légumes verts.	**Apports en sodium (sel).** (Ordonnés du plus riche +, vers le plus pauvre apport -).
Cœur de palmier (en conserve).	★★★ +
Poivron **rouge**.	★★★
Ratatouille.	★★★
Purée de tomate (en conserve).	★★★
Salsifis (en conserve).	★★★
Céleri-rave.	★★★
Maïs doux (en conserve).	★★★
Bette.	★★★
Petit pois.	★★
Aubergine.	★★
Haricot vert.	★★
Fenouil.	★★
Endive.	★★
Céleri branche.	★
Champignon de Paris **frais**.	★
Epinard.	★
Poivron **vert**.	★
Artichaut.	★
Chou brocoli.	★
Carotte.	★ –

Source : « Table de composition nutritionnelle des aliments CIQUAL » 2013. (Résultats **adaptés**, afin de vous faciliter la compréhension des données).

Les produits laitiers

Les produits laitiers sont absolument indispensables pour leurs apports alimentaires **en calcium**, représentant les 2/3 des besoins quotidiens recommandés en calcium, dans une alimentation équilibrée. Le calcium des produits laitiers **d'origine animale** (vache, chèvre, brebis...) possède une excellente assimilation intestinale par l'organisme. Les produits laitiers sont absolument **indispensables** dans la prévention de l'**ostéoporose**, elle-même favorisée par la corticothérapie à forte dose et au long court. Les produits laitiers sont également des sources **importantes** de vitamines du groupe B, de vitamines **D** et A, ainsi que de protéines de haute valeur biologique. Ils apportent également bon nombre de sels minéraux en plus que le **calcium**, tel du fer héminique mais dans des quantités peu à très peu élevées.

Au moins un produit laitier à chaque repas **est absolument indispensable**.

Concernant votre régime alimentaire du à votre corticothérapie, la grande majorité des fromages affinés **à quelques exceptions près**, **ne sera pas consommée**. Les autres produits laitiers : yaourt, lait, fromage ultra frais... ne poseront pas de problème, en effet, **les laits (de mammifère et végétal) sont naturellement pauvres** en sodium. Les produits laitiers ne sont pas non plus naturellement riches en sucres rapides, seuls les produits laitiers transformés poseront problèmes : yaourt sucré, crèmes desserts industrielles, etc.

1. **Un produit laitier sera impérativement consommé à chaque repas**. Les plus courants sont : laits de mammifères (vache, chèvre, brebis...), yaourt, yogourt, petit suisse, fromage blanc, crème fraîche... ils seront toujours consommés **non sucrés**, avec ou sans fruit, nature...

2. Les laits végétaux **nature (sans sucre)** que sont le lait de soja, le lait d'avoine, le lait de riz, le lait d'amande, le lait de noisette, le lait de châtaigne... sont **dépourvus** de lactose. Ils seront donc consommables en cas d'intolérance au lactose par exemple et ils ne poseront aucun problème au regard de votre corticothérapie.

3. Le lait sera consommé entier, écrémé ou demi-écrémé.

4. Si vous consommez du lait au petit-déjeuner, et si vous souhaitez l'aromatiser de chocolat en poudre, cela ne posera pas de problème, mais vous consommerez essentiellement un chocolat en poudre **sans sucre**.

5. Le café au lait **sans sucre** ne posera aucun problème.

6. Le lait chaud ou froid : cela ne change rien.

7. N'écoutez pas les inepties de dites sur les produits laitiers telles : ils sont dangereux car ils favorisent l'arthrose... rien n'est prouvé ! Une chose cependant est certaine : leur absence favorise l'ostéoporose !

8. Les yaourts, fromage blanc, petits suisses nature **sans sucre**, les yaourts aux fruits à 0% de matière grasse et **sans sucre** (mais édulcorés)... seront vivement conseillés à la consommation pour leurs apports en calcium.

9. Le yaourt « **Calin+** » de Yoplait nature **sans sucre** est très **vivement conseillé** pour ses apports fondamentaux et très élevés en **calcium** et en **vitamine D**.

10. Les personnes **intolérantes au lactose**, ou les personnes qui n'aiment pas les produits laitiers, pourront consommer les produits à base de lait de soja (yaourt au soja...), ou les laits de soja, d'avoine, de riz, d'amande, de noisette, de coco, ainsi que les laits dépourvus de lactose. Ils seront tous **sans sucre**.

11. Un plat contenant du lait ou de la crème fraîche (allégée en matières grasses sera possible), **sera considéré comme un apport alimentaire en produit laitier à part entière**. Exemple : une quiche « maison » sera considérée comme étant un apport en produit laitier (présence de crème fraîche et/ou de lait dans sa composition).

12. **La grande majorité des fromages affinés** ne doivent pas être consommés, car ils sont **généralement** trop riches en sodium (sel).

13. Tous les produits laitiers, **à l'exception des nombreux fromages affinés**, ne poseront pas de problème particulier de par leurs apports en sodium, qui sont relativement peu élevés.
14. Certains fromages affinés **sont consommables à hauteur d'une seule part de 30g par jour au grand maximum**, il s'agit des sept fromages suivants : pouligny Saint-Pierre, rocamadour, maasdam, saint-nectaires, emmental, gruyère, neufchâtel.
15. Voici quelques fromages à **pâte persillée** (ils seront **tous interdits**), par ordre décroissant de leur teneur respective en sodium (sel) : roquefort, gorgonzola, bleu d'Auvergne, fourme d'Ambert, bleu de Bresse.
16. Voici quelques fromages à pâte dure (**tous interdits sauf***), par ordre décroissant de leur teneur respective en sodium (sel) : parmesan, comté, beaufort, (*gruyère et *emmental sont, eux, autorisés : voir le point N°14).
17. Voici quelques fromages à pâtes ferme (**tous interdits sauf***), par ordre décroissant de leur teneur respective en sodium (sel) : mimolette, morbier, édam, cantal, tomme de Savoie, gouda, saint-paulin, tomme, fromage pour raclette, cheddar, fromage au lait de brebis, port-salut, saint-nectaire, (*maasdam et *saint-nectaire, sont, eux, autorisés : voir le point N°14).
18. Voici quelques fromages à pâte molle (**tous interdits sauf***), par ordre décroissant de leur teneur respective en sodium (sel) : Saint-Marcellin, Sainte-Maure, carré de l'est, maroilles, valençay, livarot, munster, pont-l'évêque, crottin de Chavignol, camembert au lait cru, brie, fromage de chèvre (moyenne), rouy, reblochon, (*pouligny Saint-Pierre, *neufchâtel et *rocamadour sont, eux, autorisés : voir le point N°14).
19. Il existe quelques fromages affinés conçu exclusivement pour les régimes sans sel, ce sont en effet des fromages **hyposodés**, je vous donne pour exemple : « **chevrot sans sel ajouté** » (au lait de chèvre), **comté hyposodé**, **gouda hyposodé**, « **maigrignon** », **cheddar hyposodé**. Attention cependant, ceux-ci ne sont pas sans sel du tout, mais **appauvris en sel** ! Ils sont en vente en ligne sur Internet ou dans des magasins diététiques, voire peut-être même chez votre fromager...

Composition nutritionnelle de quelques produits laitiers

Rappel : trois étoiles ★★★ signifient « **ne pas consommer : apports trop importants** ». Deux étoiles ★★ signifient « **à consommer avec grande modération : apports élevés** ». Une étoile ★ signifie « **consommable sans risque : apports faibles** ».

Les produits laitiers.	**Apports en sodium (sel).** (Ordonnés du plus riche +, vers le plus pauvre apport -).
Fromages affinés à pâte persillée.	★★★ +
Fromages affinés à pâte dure.	★★★
Fromages affinés à pâte ferme.	★★★
Fromages affinés à pâte molle.	★★★
Fromages fondus.	★★★
Féta.	★★★
Mozzarella.	★★★
Lait en poudre écrémé.	★★★
Lait en poudre demi-écrémé.	★★★
Ricotta.	★★
Lait concentré sucré.	★
Yaourt aux fruits.	★
Petit suisse.	★
Yaourt nature.	★
Lait de vache.	★
Crème dessert.	★
Lait de brebis.	★
Fromage blanc.	★
Lait de chèvre.	★
Crème fraîche.	★ –

Source : « Table de composition nutritionnelle des aliments CIQUAL » 2013. (Résultats **adaptés**, afin de vous faciliter la compréhension des données).

Les fruits

Les fruits sont d'importants apports en vitamines, notamment en vitamine C et en vitamine E. Ils sont sources également de sels minéraux, d'eau et sont riches en fibres alimentaires végétales. Un fruit frais cru ou des fruits oléagineux, est/sont indispensable(s) à chaque repas. Les fruits peuvent être consommés sous forme de compote sans sucre ajouté ou frais, mais pas au sirop ni les fruits secs... Les confitures de fruits ne seront pas à considérer comme des apports en fruits, mais **comme des apports en aliments sucrés**, et ne devront pas être consommées.

Concernant votre régime alimentaire du à votre corticothérapie, aucun fruit ne posera de problème pour leurs apports en sodium. En effet, leur teneur en sodium étant **naturellement faible**. **Seuls les fruits oléagineux salés** pour l'apéritif (cacahuète, pistache, olive...) ne seront pas consommés. Concernant leurs apports en sucres rapides, les fruits frais sont surtout sources de fructose, qui est **un sucre retard** (au regard de l'action de l'insuline), ce qui n'interdit pas leur consommation mais à condition de respecter certaines règles tels le choix du fruit mais surtout la quantité journalière de consommée.

1. Les fruits peuvent être consommés crus ou cuits (cuits au four, en papillote, en compote **sans sucre ajouté**, au four micro-ondes...) sous forme de jus de fruit **100% pur jus** avec pulpe, de tarte « maison » sans sucre (et sans sel), dans des yaourts sans sucre...
2. Les jus de fruit seront toujours consommés à « **100% pur jus de fruit pressé** ». **Ne pas consommer** de nectar de fruit ou de jus de fruit à base de concentré.

3. Si en fin de repas, vous ressentez que la satiété n'est pas à son niveau optimal, achevez votre repas avec une banane **pas trop mûre**, elle jouera un excellent rôle de « calage » en fin de repas.
4. Ne consommez pas de banane trop mûre.
5. La pomme est l'un des fruits les plus intéressant au regard de votre corticothérapie.
6. N'hésitez pas à consommer vos fruits frais avec leur peau.
7. Ne pas consommer plus d'un gros fruit par repas, ou deux petits...
8. Toujours consommer votre fruit en fin de repas.
9. Le raisin **ne sera pas consommé** car sa teneur en glucose (sucre rapide) est très élevée.
10. Toutes les compotes seront « **sans sucre ajouté** ».
11. Les fruits oléagineux (sans sel ni enrobage) tels : noix, noisette, amande... seront parfaitement consommables.
12. Ne pas consommer de fruit sec tel des pruneaux, des abricots secs, des dattes, des figues... car leur teneur en sucre est élevée.
13. Le pur jus de tomate **ne sera pas consommé**, en effet, sa teneur en sodium est trop élevée.
14. **Ne pas consommer** de confiture de fruit, de gelée, de marmelade... qui sont plus à considérer comme des aliments sucrés, et donc interdits à la consommation.
15. Les graines de sésame **pilées** sont les sources nutritionnelles les plus riches en calcium de connues à ce jour. Je vous conseille vivement de les intégrer régulièrement dans votre alimentation, par exemple au sein de vos salades, produits laitiers, compotes de fruit... **N'oubliez pas de toujours les piler avant de les consommer**.

Les sucres rapides

Les sucres « rapides » et tous les produits alimentaires qui en sont issus : sucre blanc, sucre roux, cassonade, tous les sirops (d'érable, d'agave...) miel, pâtisserie, confiserie, viennoiserie, confiture, gelée, marmelade... sont inutiles à votre équilibre alimentaire, et peuvent vous être totalement interdits, comme en cas de diabète pancréatique par exemple.

Concernant votre régime alimentaire du à votre corticothérapie, beaucoup de confiseries sont riches en sodium, d'autres non... Il y a beaucoup de sodium caché dans les produits sucrés, telles les viennoiseries, les pâtisseries... Il s'agit ici, du groupe alimentaire le plus « sournois » dans leurs apports en sodium cachés, et souvent élevés. Evidemment ces aliments sont également très riches en sucres rapides. Ils seront à bannir totalement de votre alimentation.

1. **Toutes** les pâtisseries à base de pâtes feuilletées, brisées et sablées, ne seront pas consommées. Il existe cependant des pâtes brisées et feuilletées **sans sel** en vente dans le commerce, utilisez-les pour élaborer vos plats vous-même !
2. Les édulcorants (« faux sucres ») que sont : l'aspartame (Canderel), le sucralose, les extraits de Stévia ne poseront aucun problème : **il ne s'agit pas de produits alimentaires sucrés mais de produits alimentaires qui apportent le goût du sucre**.
3. Les confitures « maison », artisanales ou industrielles, ne seront pas consommées.
4. Le sucre et les aliments sucrés ne sont pas utiles dans l'alimentation courante. Moins vous en consommerez, mieux cela sera pour votre santé et pour votre poids, et évidemment au regard de votre corticothérapie.
5. Si vous aimez le chocolat, consommez exclusivement du chocolat noir. **Et plus il sera noir, mieux cela sera**.

6. Les sodas **light** ou **zéro**, ne poseront pas de problème pour leurs apports en sodium faibles et pour leur apports en sucres rapides nuls. Ne buvez pas de soda standard (trop riche en sucre).
7. **Ne consommez pas** des pastilles Vichy. En effet, elles sont très riches en sodium.
8. Il est très difficile de vous fournir une liste précise des aliments sucrés les plus riches, ou bien à l'inverse, les plus pauvres en sodium (sel). Retenez que les biscuits standards posent toujours problèmes, car leurs teneurs en sodium sont très variables, et leurs teneurs en sucres rapides sont toujours trop élevées... (Voir le tableau de la page suivante).
9. Toutes les viennoiseries du boulanger ou industrielles seront à bannir.
10. Tous les biscuits secs industriels « **standards** », pour petit-déjeuner ou pour le goûter, **ne seront pas consommés**, en effet, leurs teneurs en sodium (sel) **sont trop élevées**, et c'est idem pour leurs teneurs en sucres rapides.
11. Il existe de nombreux biscuits sans sel (ou très pauvres en sel) en vente dans le commerce (et notamment sur Internet), je cite pour exemples : les biscuits sans sel « **DIETISSOD** », les biscuits très pauvres en sel « **GERBLE** », les biscuits bio sans sel « **LA VIE CLAIRE** »... qui seront parfaitement consommables... Mais attention cependant à leurs teneurs respectives en sucres rapides...
12. **Ne consommez pas de miel** ni d'aliments riches en miel.

N'oubliez pas : les aliments sucrés et riches en sucres rapides sont souvent riches également en sodium, notamment les biscuiteries, viennoiseries, gâteaux du commerce et ils seront alors à bannir de votre alimentation. Cependant les aliments édulcorés (aspartame, sucralose ou extraits de Stévia) sont parfaitement consommables, à la condition toute fois que leurs teneurs en sodium (sel) soient suffisamment faibles.

Composition nutritionnelle de quelques produits sucrés

Rappel : trois étoiles ★★★ signifient « **ne pas consommer : apports trop importants** ». Deux étoiles ★★ signifient « **à consommer avec grande modération : apports élevés** ». Une étoile ★ signifie « **consommable sans risque : apports faibles** ».

Les aliments sucrés.	**Apports en sodium (sel).** (Ordonnés du plus riche +, vers le plus pauvre apport -).
Biscuit de Savoie.	★★★ +
Palmier.	★★★
Quatre-quarts.	★★★
Cookie.	★★★
Petit beurre.	★★★
Biscuits secs (moyenne).	★★★
Madeleine.	★★★
Gâteau au chocolat.	★★★
Caramel mou.	★★
Nougat.	★★
Brownie.	★★
Bûche de noël (pâtissière).	★
Bonbons (moyenne).	★
Flan pâtissier.	★
Chocolat blanc (en tablette).	★
Chocolat au lait (en tablette).	★
Riz au lait.	★
Mousse aux fruits.	★
Chocolat noir (en tablette).	★
Confitures.	★ –

Source : « Table de composition nutritionnelle des aliments CIQUAL » 2013. (Résultats **adaptés**, afin de vous faciliter la compréhension des données).

Les boissons, condiments, épices...

Il est impossible d'écrire un ouvrage diététique sur un régime alimentaire appauvri en sodium (sel), sans étudier les épices qui sont d'une grande aide dans ce type d'alimentation anorexigène. En effet, l'absence de sel dans les plats rend ceux-ci insipides, et ne donne pas du tout envie de se mettre à table, car sans le plaisir de manger, se mettre à table peut devenir une véritable galère ! C'est pourquoi il ne faut pas se priver des épices, qui permettent de redonner du goût et de la gaîté aux plats, et cela sans apporter de sodium (sel) du tout ! Ceci est d'autant plus vrai, si vous ne pouvez pas consommer du sel de régime (à cause d'une insuffisance rénale entre autres). Il existe également des astuces culinaires qui ne sont pas en restes dans le cadre d'un régime alimentaire appauvri en sodium, les voici :

- **Privilégiez certains modes de cuisson** qui préservent la saveur des aliments : vapeur, papillote, étouffée... avec bouquet garni, carottes coupées en rondelles, épices...
- **Privilégiez certains légumes** (céleri branche, choux, fenouil...), certaines viandes telles le bœuf ou l'agneau ou encore certains poissons tel le maquereau, le saumon, la truite... qui ont une saveur prononcée et qui n'ont donc pas besoin d'être salés.
- **N'hésitez pas à relever vos plats avec du vin blanc sec** (l'alcool s'évapore à la cuisson).
- **Pour les pâtes**, réalisez des sauces « maison » à base de tomates fraîches ou surgelées... enrichies de thym, d'herbes de Provence...

1. Buvez **au moins deux litres d'eau** (pauvre en sodium) par jour. Les eaux les plus pauvres en sodium sont, par ordre **<u>décroissant</u>** d'intérêt : Courmayeur, Valvert, Wattwiller, Vittel, Thonon, Aix-les-Bains, Evian, La Tallians...
2. Pas de boisson sucrée. Pas de sirop dans l'eau **sauf du sirop à 0% de sucre**. Pas de soda sucré, mais zéro ou light possible.

3. Ne consommez pas des câpres conservées en saumure.
4. Souvenez-vous : il existe du sel de régime !
5. Attention à certaines eaux gazeuses qui sont très riches en sodium ! Il s'agit par exemple de la Vichy St Yorre ou de la Vichy Célestin, **qui ne doivent pas être consommées**.
6. Le poivre, les épices, le pigment, les échalotes, les oignons, l'ail... ne posent aucun problème.
7. Ne consommez pas de moutarde : elle est trop riche en sel.
8. L'alcool n'apporte pas de sodium (sel), **sauf la vodka** qui **ne devra pas être consommée**.
9. **Ne consommez pas** : sel d'ail, sel de céleri, sel d'oignon, la sauce soya, la sauce d'huître, le Viandox, le nuoc-mâm, la sauce « MAGGI saveur », les bouillons déshydratés en cubes ou liquides... qui sont trop riches en sodium.
10. Attention aux boissons suivantes : café **soluble**, boissons maltées et la chicorée, qui **sont à éviter** car elles sont trop riches en sodium (sel).
11. L'eau minérale « Courmayeur » est la plus intéressante des eaux de boisson dans votre cas, en effet, il s'agit de l'eau minérale **la plus pauvre en sodium** (sel).
12. Le thé, les tisanes, les cafés **non solubles** ne posent aucun problème.
13. Il existe dans les magasins diététiques des produits alimentaires hyposodés (très pauvres en sel) tels : concentré de tomate hyposodé, sardines à l'huile hyposodées, petits pois à l'étuvé hyposodés...

Faisons maintenant la connaissance de quelques épices et aromates, et de leur utilisation culinaire recommandée :

- **Aneth** : très parfumée, à consommer en priorité avec les poissons, ou associée à de la crème fraîche.

- **Anis étoilé** : écrasez les carpelles pour réveiller leur parfum. A intégrer dans le plat du poulet rôti, du braisé de bœuf...

- **Cannelle en bâton** : à utiliser pour confectionner les marinades de viandes ou de poissons, avant de les griller...

- **Cardamome** : utilisée dans les plats mijotés et dans le riz.

- **Curry** : très utilisé pour les riz en pilaf, les plats de poisson, de poulet, à mélanger avec de la crème fraîche...

- **Coriandre (ou persil chinois) ainsi que ses graines** : dans les salades, sur les poissons et les viandes grillées...

- **Cumin** : le cumin se marie à merveille avec le foie et les haricots verts...

- **Curcuma** : à marier aux poissons, aux volailles, aux carottes, au riz...

- **Gingembre** : frais (tubercule râpé) ou moulu, il se marie très bien avec toutes les viandes et tous les poissons.

- **Graines de fenouil** : se marie bien avec l'agneau grillé, les salades de pommes de terre et les poissons.

- **Noix de muscade** : incontournable dans votre béchamel, votre purée de pommes de terre, vos hachis, gratins...

- **Paprika** : il s'accommode de toutes les viandes et surtout des volailles. (Il existe également le paprika fumé, qui a le goût du chorizo).

- **Piment d'Espelette** : se marie presque avec tout !

- **Piment fort** : se marie presque avec tout ! Attention, saveur brûlante !

- **Poivre de Séchouan** : se marie bien avec les viandes blanches, les poissons maigres (à chair blanche...)

- **Safran** : un peu partout sur tous vos plats.

- **Sumac** : utilisé sur les viandes grillées, les poissons. **Possède en prime un arrière goût salé** !

- **Thym, herbes de Provence, ciboule, ciboulette, cerfeuil, basilic, menthe, origan**...

Récapitulons !

- **Les matières grasses** sont indispensables. Elles devront être cependant de bonne qualité. 10g à 12g environ de beurre par jour sont conseillés pour leurs apports alimentaires en vitamines A, E et **D**. Cependant, vous pouvez également consommer de la margarine végétale : « St Hubert oméga 3 sans huile de palme (sans sel) » est, à mon avis, la plus intéressante d'entre elles. Environ une à deux cuillères à soupe d'huile végétale par déjeuner et autant par dîner seront nécessaires. Privilégiez, si possible, l'huile d'olive « extra vierge » pour la cuisson, et l'huile de noix pour l'assaisonnement. Evitez les graisses cuites et pas d'excès. **Pas de matière grasse salée**.

- **Les viandes, poissons, œufs et leurs assimilés** sont des apports alimentaires **fondamentaux** en protéines de haute valeur biologique, en fer, en zinc, en vitamine B12... Ils doivent être consommés **à chaque repas principaux** de la journée, **mais sans excès**. Privilégiez les viandes, abats, poissons ou certains de leurs assimilés les plus pauvres en sodium. Pas de charcuterie ni de plat du traiteur ou industriel. Pensez à ne pas consommer les plus riches d'entre eux en sodium. Pas de salage (hors sel « **de régime** »).

- **Les féculents** doivent être impérativement consommés au moins à chaque petit-déjeuner et déjeuner. Ils peuvent être non consommés au dîner si vous le désirez. Ils seront cuisinés non salés. Ils représentent les fondations même de votre équilibre alimentaire. Pas de plat industriel ou du traiteur à base de féculent. Toujours consommer du pain **sans sel**.

- **Les légumes verts** jouent un rôle **très important** de par leurs apports alimentaires en fibres, mais également en eau, en vitamines et en sels minéraux. Seuls certains d'entre eux ne seront pas consommés à cause de leurs apports alimentaires en sodium trop élevés. Pas de poêlée surgelée ou de plat de légumes verts du traiteur ou industriel. Ils seront cuisinés non salés.

- Les **produits laitiers** sont des aliments **importants** pour leurs apports alimentaires en calcium et en vitamine D. Seule la grande majorité des fromages affinés ne sera pas consommée, à cause d'apports en sodium (sel) trop importants. Les produits laitiers ne seront pas consommés sucrés mais édulcorés ou nature. Le « Calin+ » de Yoplait nature est très vivement conseillé.

- Les **fruits frais** ne poseront aucun problème (à l'exception du raisin), et ils seront consommés avec modération et toujours en fin du repas. Ils sont riches en fibres, en vitamines et en sels minéraux. Ils sont indispensables pour le bon fonctionnement quotidien de votre métabolisme. Les fruits au sirop, les compotes de fruit **avec ajout de sucre**, les fruits secs **ne seront pas consommés**. Seuls des jus de fruit 100% pur jus seront consommables mais toujours avec grande modération.

- **Le sucre et les aliments riches en sucre** sont **à supprimer de votre alimentation**. **Les édulcorants sont parfaitement consommables à la place du sucre**, et ne poseront aucun problème. Les viennoiseries, biscuiteries, brioches, gâteaux... **sont à supprimer de votre alimentation**.

- Pensez à enrichir votre alimentation avec de**s graines de sésame pilées**.

- Buvez beaucoup d'eau dans la journée, mais toujours en veillant à leur teneur en sodium devant être très réduite.

- Pensez au **sel « de régime »** ainsi qu'aux **épices** !

- Pas de salière sur la table.

Chapitre 3
L'ALIMENTATION POUR LA CORTICOTHERAPIE

L'enquête alimentaire est désormais achevée. Vous avez pris connaissance de vos erreurs alimentaires, et vous savez désormais, d'une façon globale, à quoi doit ressembler l'équilibre alimentaire de vos journées, adapté à l'accompagnement diététique de la corticothérapie. Les différentes familles alimentaires vous furent présentées, et de nombreux conseils hygiéno-diététiques vous ont été également proposés.

Dans ce troisième chapitre, je vous propose un plan de rééquilibrage alimentaire **le plus adapté possible à la corticothérapie**. Les propositions de réalimentation qui suivent, ainsi que les propositions de menus, **ne sont pas à suivre à la lettre** : ne consommez pas des aliments qui ne vous conviennent pas ! Ces exemples de menus vous sont proposés pour vous permettre de bien vous alimenter pendant la corticothérapie, ensuite, se sera à vous de faire les bons choix alimentaires, et ce, en toute connaissance de cause.

Les **quantités** alimentaires qui sont proposées, sont fournies **à titre indicatif**. Les quantités proposées peuvent être **majorées ou minorées**. Elles correspondent à environ 1800 kilocalories par jour, soit aux apports caloriques quotidiens recommandés pour une femme adulte de 40 ans, ayant une activité physique (professionnelle ou non) quotidienne **modérée**.

Les quantités proposées et la répartition des aliments dans mes menus, n'ont aucun but à visée amaigrissante. Elles n'ont **pour seule et unique finalité que le régime alimentaire adapté à la corticothérapie par voie orale**.

L'étape qui suit consiste à passer à la pratique. Je commencerai par vous expliquer sommairement les choix alimentaires de proposés, puis je vous proposerai des journées de menus adaptés à l'accompagnement diététique de la corticothérapie en cours.

En dehors des jours de prise par voix orale de la cortisone, il est inutile de poursuivre ce type de réalimentation.

Le petit-déjeuner équilibré conseillé

1- Une boisson chaude ou froide (lait, tisane, café non soluble, thé...) **toujours non sucrée**. Vous pouvez l'édulcorer (aspartame, sucralose, extraits de Stévia) si vous le souhaitez.

2- Un **produit laitier** est **absolument impératif** au choix (hors fromage affiné **sauf s'il s'agit de la seule part de consommée au cours de la journée**) parmi : yaourt, petits suisses, fromage blanc, crème dessert... Les yaourts, les petits suisses, le fromage blanc seront nature **non sucrés** et pourront être édulcorés (aspartame, sucralose ou extraits de Stévia). Les personnes intolérantes au lactose (ou non), consommeront des yaourts de soja nature, du lait délactosé nature ou des laits végétaux nature : laits d'avoine, de riz, d'amande, de noisette... **toujours non sucrés**.

3- Un féculent est **absolument indispensable** : le pain **sans sel** est une **priorité**, et devra toujours être considéré comme l'aliment **numéro 1** du petit-déjeuner pour son **intérêt nutritionnel sans égal**. **Aucun autre aliment ne le surpasse**. Celui-ci sera au mieux complet, ou aux céréales, ou aux graines. Vous avez également la possibilité de consommer des crêpes confectionnées « maison », des biscottes **sans sel** (de qualité nutritionnelle cependant médiocre), une semoule ou un riz au lait **non sucrés** (mais édulcorés)... Evitez les cracottes, les céréales allégées ou non pour petit-déjeuner... Le muesli est également à supprimer (trop riche en sel et en sucre). Malheureusement, les possibilités au petit-déjeuner, concernant les féculents, **sont très limitées**, en effet, tous les biscuits industriels « standards » pour petit-déjeuner, mais également les céréales pour petit-déjeuner, les viennoiseries tels les pains au lait, les croissants... **sont trop riches en sodium et/ou en sucre** ! Il existe cependant des biscuits hyposodés peu ou pas sucrés qui seront parfaitement consommables.

4- Un peu de **matières grasses** sous forme de beurre **doux**, ou **de margarine végétale de qualité non salée**, ou de matières grasses composées à tartiner **non salées** (un voire deux micropains de beurre doux au maximum **par jour**). Si excès de cholestérol sanguin, privilégiez la margarine végétale, et notamment « St Hubert oméga 3 sans sel ». Attention, certaines margarines végétales sont salées ! Ce sont des apports importants en vitamines A, E et en **vitamine D**. Je vous rappelle qu'**un micropain de beurre doux**, c'est de la taille d'un domino, et qu'il correspond à 10g à 12g de beurre doux, il est distribué sous papier aluminium dans les hôtels et les restaurants, ou vendu dans le commerce.

5- Un fruit frais **ou** une compote de fruit sans sucre ajouté **ou** du jus de fruit 100% pur jus... **est vivement conseillé**.

Des possibilités de petits-déjeuners vous sont proposées à partir de la page suivante. **Sauf indication contraire**, les menus proposés sont parfaitement adaptés à l'excès de cholestérol sanguin ainsi qu'à l'intolérance au lactose.

Dans les exemples de menus qui suivent au sein des pages suivantes : **sans sucre*** = peut être édulcoré (aspartame, sucralose ou extraits de Stévia). Il existe des chocolats en poudre pour petit-déjeuner totalement sans sucre, comme par exemple le CANKAO de la marque Canderel.

Mise en pratique du petit-déjeuner

☙ Petit-déjeuner équilibré du jour N°1 ❧

- Un bol de lait de vache demi-écrémé (ou entier ou écrémé), accompagné d'une bonne cuillère à soupe de chocolat en poudre **sans sucre*** pour petit-déjeuner.
⇨ ***Si excès de cholestérol <u>pas de lait entier</u>. Si intolérance au lactose, consommez un <u>lait végétal</u> au choix nature (lait de noisette, de coco, de riz, d'avoine...)***

- **Environ** 60g de pain **aux céréales <u>sans sel</u>**.

- **Environ** 10g de beurre **<u>doux</u>**. Soit un micropain de beurre.
⇨ ***Si excès de cholestérol, consommez de la margarine végétale de qualité <u>non salée</u>***.

- Un grand verre de jus d'orange **100% pur jus avec sa pulpe**.
⇨ ***Toujours en fin du repas***.

Résultats :

➢ Mon petit-déjeuner **est équilibré**, car j'ai apporté :

- Des matières grasses : beurre ou margarine **sans sel**.
- Un féculent : le pain aux céréales **sans sel**.
- Un produit laitier : le lait **sans sucre***.
- Un fruit : le jus de fruit **100% pur jus**.

➢ **Les apports alimentaires en sodium sont très faibles. Ceux en sucres rapides sont très modérés.**

∞ *Petit-déjeuner équilibré du jour N°2* ∞

- Boisson(s) chaude(s) et/ou froide(s) : tisane et/ou café non soluble **sans sucre***.

- Un petit demi-bol de riz au lait « maison » **sans sucre***.
⇨ ***Si intolérance au lactose, utilisez du <u>lait délactosé</u>.***

- Un kiwi.

Résultats :

➢ Mon petit-déjeuner **est équilibré**, car j'ai apporté :

- Les matières grasses sont absentes (non problématique).
- Un féculent : le riz rond du riz au lait **sans sucre***.
- Un produit laitier : le lait de vache du riz au lait.
- Un fruit : le kiwi.

➢ **Les apports alimentaires en sodium et en sucres rapides sont très faibles.**

ꕥ *Petit-déjeuner équilibré du jour N°3* ꕥ

- Boisson chaude et/ou froide : tisane ou thé **sans sucre***.

- Fromage blanc **sans sucre***.
⇨ ***Si excès de cholestérol sanguin, consommez du fromage blanc maigre (à 0% de matière grasse). Si intolérance au lactose, choisissez du fromage blanc à base de lait de soja.***

- **Environ** 60g de pain complet **sans sel**.

- **Environ** 20g de beurre **doux**. Soit deux micropains de beurre.
⇨ ***Si excès de cholestérol, consommez de la margarine végétale de qualité non salée.***

- Une compote de pomme **sans sucre ajouté**.

Résultats :

➢ Mon petit-déjeuner **est équilibré**, car j'ai apporté :

- Des matières grasses : beurre **doux** ou margarine végétale **non salée**.
- Un féculent : le pain complet **sans sel**.
- Un produit laitier : le fromage blanc (de soja ou non) **sans sucre***.
- Un fruit : la compote de pomme **sans sucre ajouté**.

➢ **Les apports alimentaires en sodium et en sucres rapides sont très faibles.**

ꕥ *Petit-déjeuner équilibré du jour N°4* ꕥ

- Un bol de tisane **sans sucre***.

- Trois crêpes fabriquées « maison » (**sans sel ni sucre*** dans la pâte).

- Un yaourt de soja **sans sucre*** assaisonné d'une cuillère à café de graines de sésame **pilées**.

- Un verre de jus de pamplemousse **100% pur jus**.
⇨ ***Toujours en fin du repas.***

Résultats :

➢ Mon petit-déjeuner **est équilibré**, car j'ai apporté :

- Les matières grasses sont absentes (non problématique).
- Un féculent : les crêpes **sans sel ni sucre**.
- Un produit laitier : le yaourt de soja **sans sucre***.
- Un fruit : le jus de pamplemousse **100% pur jus**.

➢ **Les apports alimentaires en sodium sont très faibles. Ceux en sucres rapides sont très modérés.**

ꕤ Petit-déjeuner équilibré du jour N°5 ꕤ

- Un café (pas de café soluble) **sans sucre***.

- Cinq biscottes **sans sel**.
⇨ **Les biscottes ne sont cependant pas très intéressantes sur le plan nutritionnel.**

- Compote de fruits rouges **sans sucre ajouté**.

- Fromage blanc aromatisé **sans sucre***.
⇨ ***Si intolérance au lactose, consommez du fromage blanc de soja sans sucre****.

Résultats :

➢ Mon petit-déjeuner **est équilibré**, car j'ai apporté :

- Les matières grasses sont absentes (non problématique).
- Un féculent : les biscottes **sans sel**.
- Un produit laitier : le fromage blanc (de soja ou non) **sans sucre***.
- Les fruits : la compote de fruits rouges **sans sucre ajouté**.

➢ **Les apports alimentaires en sodium sont très faibles. Ceux en sucres rapides sont modérés.**

➳ *Petit-déjeuner équilibré du jour N°6* ➳

- Un thé vert **sans sucre***.

- Une galette de sarrasin fourrée avec du Saint-Nectaire (**environ** 30g maximum).
⇨ ***Cet apport en fromage affiné <u>autorisé</u> sera le seul apport en fromage affiné de la journée. Si excès de cholestérol sanguin, pas plus de deux apports hebdomadaires.***

- Deux clémentines.

Résultats :

➤ Mon petit-déjeuner **est équilibré**, car j'ai apporté :

- Les matières grasses sont absentes (non problématique).
- Un féculent : la galette de sarrasin.
- Un produit laitier : le fromage affiné (autorisé car pauvre en sodium).
- Le fruit : les clémentines.

➤ **Les apports alimentaires en sodium sont très modérés. Les apports en sucres rapides sont faibles.**

Le déjeuner équilibré conseillé

1- Une part « standard » de viande, ou poisson, ou œufs, ou de certains assimilés **autorisés** est **absolument indispensable à tous les déjeuners**. Attention au mode de cuisson : pas de graisse cuite si possible. Pas de salage ni avant, ni après cuisson.
Quantité : une part standard correspondant à une côte de porc, une escalope de dinde, un beau maquereau, quatre belles sardines, deux gros œufs... **Ne pas consommer plus de trois œufs par semaine au total** en cas d'excès de cholestérol sanguin.

2- Des féculents sont **absolument indispensables à tous les déjeuners**. Ils seront, au mieux, à base de **céréales complètes** et **non salés** à la cuisson, ni après cuisson.
Quantités : **environ** cinq pommes de terre de la taille d'un œuf de poule chacune **ou environ** un demi-bol **cuit** de riz, pâtes ou de **certains** légumes secs... Pour ce qui est du pain, il sera, au mieux, riche en céréales complètes, mais il sera **toujours sans sel**. Vous consommerez une belle rondelle de pain correspondant à **environ** 40g de pain, soit une rondelle d'environ 1/6 d'une baguette tradition, ou d'**environ** 1/5 d'une baguette traditionnelle.

3- Les légumes verts sont **plus ou moins importants** au cours du déjeuner. Ils seront consommés crus ou cuits. Cependant, contrôlez vos apports alimentaires en légumes verts à ce repas, afin de laisser « de la place » aux féculents qui ces derniers, sont fondamentaux à ce repas de la journée. L'association (si possible) des deux groupes alimentaires sera cependant optimale au cours de ce repas. Attention aux quelques légumes verts interdits, et aux nombreux produits industriels ou du traiteur à base de légumes verts notamment cuisinés...
Quantité : **en fonction de vos capacités et de vos envies**.

4- Un produit laitier **est très important** parmi une part de fromage affiné **d'environ 30g par jour au maximum au sein des quelques fromages affinés d'autorisés** (si vous souffrez d'excès de cholestérol sanguin, ne consommez pas plus de deux parts de 30g environ de fromage affiné par semaine en tout et pour tout), et/ou yaourt, petits suisses, fromage blanc, crème dessert... Les yaourts, les petits suisses, le fromage blanc seront nature **non sucrés** et pourront être édulcorés (aspartame, sucralose ou extraits de Stévia). Les personnes intolérantes au lactose (ou non), consommeront des yaourts de soja nature, du lait délactosé nature ou des laits végétaux nature : laits d'avoine, de riz, d'amande, de noisette... toujours **non sucrés**.

5- Un fruit frais **ou** une compote de fruit sans sucre ajouté **ou** du jus de fruit 100% pur jus... **est vivement conseillé**.

6- Un apport en matières grasses est **important**.
Quantité : **environ** une à deux cuillères à soupe d'huile végétale, ou une cuillère à soupe rase de beurre **doux** (ou de margarine végétale de qualité **non salée** si excès de cholestérol sanguin), si ceux-ci ne furent pas consommés au cours du petit-déjeuner. Je vous rappelle qu'un micropain de beurre doux, correspond aux 10 à 12g de beurre doux environ, qui sont distribués sous papier aluminium de la taille d'un domino...

De nombreuses possibilités de déjeuners existent. A vous de jouer avec celles-ci, et d'en créer d'autres, car tous les aliments de consommables au déjeuner ne sont pas mentionnés dans les exemples de déjeuners de proposés. **Sauf indication contraire**, les menus proposés sont parfaitement adaptés à l'excès de cholestérol sanguin ainsi qu'en cas d'intolérance au lactose.

Dans les exemples de menus qui suivent au sein des pages suivantes : **sans sucre*** = peut être édulcoré (aspartame, sucralose ou extraits de Stévia).

Mise en pratique du déjeuner

☙ *Déjeuner équilibré du jour N°1* ❧

- Salade composée avec tomate, concombre, laitue, roquette, du thon **à l'huile**, quartiers d'ananas, **environ** 120g cuit (sans sel) de riz (au mieux complet), une cuillère à soupe d'huile de noix pour confectionner la vinaigrette, une cuillère à soupe de graines de sésame **pilées**, persil, sel « **de régime** », poivre.

- **Environ** 40g de pain complet **sans sel**.

- Un yaourt à 0% de matière grasse édulcoré aux fruits.

⇨ ***Si intolérance au lactose consommez un yaourt de soja sans sucre****.

Résultats :

➢ Mon déjeuner **est équilibré**, car j'ai apporté :

- Les matières grasses : l'huile de noix.
- Les protéines : le thon **à l'huile**.
- Les féculents : le riz (au mieux complets) et le pain complet **sans sel**.
- Les légumes verts : tomate, concombre, roquette et laitue.
- Un produit laitier : le yaourt (de soja ou non) **sans sucre***.
- Un fruit : l'ananas.

➢ **Les apports alimentaires en sodium sont très faibles. Ceux en sucres rapides sont très modérés**.

ꕥ Déjeuner équilibré du jour N°2 ꕥ

- Carottes râpées dressées avec une vinaigrette élaborée à partir d'huile d'olive, persil, échalote, ciboulette, graines de coriandre et poivre.

- Une côte de porc **grillée**, sel « **de régime** », poivre de Séchouan.

- **Environ** 150g de pâtes (au mieux complètes) cuites **sans sel**, accompagnées après cuisson d'une noisette de beurre **doux**.
⇨ ***Si excès de cholestérol sanguin, vous remplacerez le beurre par de l'huile d'olive.***

- Une part d'emmental (**environ** 30g **maximum**).
⇨ ***Si excès de cholestérol sanguin, ne pas consommer plus de deux fois 30g de fromage affiné autorisé par semaine, en tout et pour tout.***

- Deux fruits de la passion.

Résultats :

➢ Mon déjeuner **est équilibré**, car j'ai apporté :

- Les matières grasses : l'huile végétale et le beurre **doux**.
- Les protéines : la côte de porc.
- Un féculent : les pâtes (au mieux complètes).
- Un légume vert : les carottes.
- Un produit laitier : l'emmental.
- Un fruit : les fruits de la passion.

➢ **Les apports alimentaires en sodium ainsi que ceux en sucres rapides sont très modérés.**

ꕥ *Déjeuner équilibré du jour N°3* ꕥ

- Potage de légumes verts « maison », sel « **de régime** », poivre.

- Un gros poivron **vert** farci avec **environ** 120g de riz (au mieux complet) cuit en pilaf au **curry**, et de la chair à saucisse. **Pas de salage**.

- **Environ** 40g de pain complet **sans sel**.

- Une crème dessert saveur chocolat **light**.
⇨ ***Si intolérance au lactose consommez un yaourt de soja sans sucre****.

- Une poire cuite au four **sans sucre***.

Résultats :

➢ Mon déjeuner **est équilibré**, car j'ai apporté :

- Les matières grasses : l'huile végétale du riz pilaf.
- Les protéines : la chair à saucisse.
- Les féculents : le riz (au mieux complet) et le pain complet **sans sel**.
- Les légumes verts : le poivron vert et ceux du potage.
- Un produit laitier : la crème dessert light ou le yaourt de soja sans sucre*.
- Un fruit : la poire.

➢ **Les apports alimentaires en sodium ainsi que ceux en sucres rapides sont très faibles**.

ꕥ Déjeuner équilibré du jour N°4 ꕥ

- Salade composée de cinq pommes de terre de la taille d'un œuf de poule chacune, dressée avec une vinaigrette, persil, graines de fenouil, sel « **de régime** » et poivre.

- Une belle truite cuite en papillote accompagnée d'amandes grillées et d'une julienne de légumes surgelée **non cuisinée**, gingembre moulu, sel « **de régime** », poivre.

- **Environ** 40g de pain aux céréales **sans sel**.

- Deux petits suisses nature **sans sucre*** assaisonnés d'une cuillère à café de graines de sésame **pilées**.
⇨ ***Si excès de cholestérol sanguin, consommez des petits suisses à 0% de matière grasse. Si intolérance au lactose consommez du fromage blanc de soja sans sucre*.***

- Pomme.

Résultats :

➢ Mon déjeuner **est équilibré**, car j'ai apporté :

- Les matières grasses : l'huile végétale de la vinaigrette.
- Les protéines : la truite.
- Les féculents : les pommes de terre et le pain aux céréales **sans sel**.
- Les légumes verts : la julienne de légumes.
- Un produit laitier : les petits suisses ou le fromage blanc de soja **sans sucre***.
- Les fruits : la pomme et les amandes.

➢ **Les apports alimentaires en sodium ainsi que ceux en sucres rapides sont très faibles.**

∞ Déjeuner équilibré du jour N°5 ∞

- Betterave sauce vinaigrette, ciboule, cerfeuil, poivre.

- Saumon cuit à la vapeur, arrosé de jus de citron, aneth, échalote finement ciselée, poivre.

- Frites (**environ** 250g). **Pas de salage** après cuisson.

- Environ 40g de pain complet **sans sel**.

- Un grand verre de lait de chèvre nature **sans sucre*** (en boisson).
⇨ ***Si intolérance au lactose consommez un lait végétal au choix nature sans sucre****.

- Salade de fruits « maison » **sans sucre ajouté**.

Résultats :

➢ Mon déjeuner **est équilibré**, car j'ai apporté :

- Les matières grasses : l'huile végétale de la vinaigrette.
- Les protéines : le saumon.
- Les féculents : les pommes de terre frites et le pain complet **sans sel**.
- Un légume vert : la betterave.
- Un produit laitier : le lait de chèvre (ou végétal) **sans sucre***.
- Les fruits : la salade de fruits **sans sucre ajouté**.

➢ **Les apports alimentaires en sodium ainsi que ceux en sucres rapides sont très faibles.**

ꕥ Déjeuner équilibré du jour N°6 ꕥ

- Spaghettis (**environ** 120g de pâtes au mieux complètes et cuites **sans sel**) à la sauce bolognaise confectionnée « maison » **sans sel** avec du basilic et parsemées de gruyère râpé (pas plus d'**environ** 30g).
⇨ ***Si excès de cholestérol sanguin, consommez du gruyère râpé allégé en matières grasses.***

- Mâche dressée avec une vinaigrette, échalote, sel « **de régime** » et poivre.

- Semoule de riz au lait « maison » **sans sucre***.
⇨ ***Si intolérance au lactose utilisez du lait délactosé.***

- Orange.

Résultats :

➢ Mon déjeuner **est équilibré**, car j'ai apporté :

- Les matières grasses : l'huile végétale de la vinaigrette et de la sauce bolognaise « maison ».
- Les protéines : le bœuf haché de la sauce bolognaise.
- Les féculents : les spaghettis (au mieux complètes) et la semoule de riz.
- Un légume vert : la mâche.
- Les produits laitiers : le fromage affiné autorisé (gruyère râpé) et le lait (semoule de riz).
- Un fruit : l'orange.

➢ **Les apports alimentaires en sodium ainsi que ceux en sucres rapides sont très faibles.**

Le dîner équilibré conseillé

1- Une part « standard » de viande, ou poisson, ou œufs ou de leurs assimilés **autorisés** est conseillé. Pas de salage ni avant, ni pendant, ni après cuisson.
Quantité : une part standard correspondant à une côte de porc, une escalope de dinde, un beau maquereau, quatre belles sardines, deux gros œufs... **Pas plus de trois œufs par semaine au total** en cas d'excès de cholestérol sanguin.

2- Des féculents ne sont **pas indispensables** au cours des dîners. Ils peuvent parfaitement ne pas y être consommés, (au contraire des deux autres repas principaux de la journée). Dans le cas où ils seront consommés, ils seront, au mieux, à base de **céréales complètes**, et consommés dans des quantités moindres qu'au cours du déjeuner. Si vous consommez du pain, privilégiez les pains riches en fibres, et consommez-en dans les mêmes quantités qu'au déjeuner. Ils seront toujours **sans sel**.

3- Les légumes verts sont **absolument indispensables au cours de chaque dîner**, sous forme de crudités ou de cuidités[1]. Souvenez-vous de l'intérêt de privilégier les légumes verts crus (crudités), aux légumes verts cuits (cuidités[1]). Attention aux quelques légumes verts interdits, et aux nombreux produits industriels ou du traiteur à base de légumes verts notamment cuisinés...
Quantité : **à volonté**.
([1]Je vous rappelle que les cuidités de légumes verts, correspondent à des légumes verts **cuits**, car **cui**t = **cui**dité et **cru** = **cru**dité).

4- Un produit laitier **est <u>très important</u>**, parmi un yaourt, petits suisses, fromage blanc, crème dessert... Les yaourts, les petits suisses, le fromage blanc seront nature **non sucrés** et pourront être édulcorés (aspartame, sucralose ou extraits de Stévia). Les personnes intolérantes au lactose (ou non), consommeront des yaourts de soja nature, du lait délactosé nature ou des laits végétaux nature : laits d'avoine, de riz, d'amande, de noisette... toujours sans ajout de sucre. Je vous déconseille **tous** les fromages affinés au cours du dîner.

5- Un fruit frais **ou** une compote de fruit sans sucre ajouté **ou** du jus de fruit 100% pur jus... **est vivement conseillé**.

6- Un apport en matières grasses est **important**.
Quantité : **environ** une à deux cuillères à soupe d'huile végétale, ou une cuillère à soupe rase de beurre **doux** (ou de margarine végétale de qualité **non salée** si excès de cholestérol sanguin), si ceux-ci ne furent pas consommés au cours du petit-déjeuner ni du déjeuner. Je vous rappelle qu'un <u>micropain de beurre doux</u>, correspond aux 10 à 12g de beurre doux environ, qui sont distribués sous papier aluminium de la taille d'un domino...

De nombreuses possibilités de dîners existent. A vous de jouer avec celles-ci, et d'en créer d'autres, car tous les aliments de consommables au dîner ne sont pas mentionnés dans les exemples de dîners proposés. **<u>Sauf indication contraire</u>**, les menus proposés sont parfaitement adaptés à l'excès de cholestérol sanguin ainsi qu'à l'intolérance au lactose.

Dans les exemples de menus qui suivent au sein des pages suivantes : **sans sucre*** = peut être édulcoré (aspartame, sucralose ou extraits de Stévia).

ꕤ Dîner équilibré du jour N°1 ꕤ

- Asperges nature accompagnées d'un léger filet d'huile d'olive extra vierge.

- Sardines grillées, jus de citron, sel « **de régime** » et poivre.

- Riz (au mieux complet) cuit à la créole (environ un demi-bol cuit) **sans sel**.

- Deux grands verres de lait de vache nature **sans sucre***.
⇨ ***Si intolérance au lactose consommez un lait végétal au choix nature sans sucre****.

- Une compote de pomme **sans sucre ajouté**.

Résultats :

➢ Mon dîner **est équilibré** car j'ai apporté :

- Des matières grasses : l'huile d'olive extra vierge.
- Un aliment protéiné : les sardines.
- Un féculent (non obligatoire) : le riz (au mieux complet).
- Un légume vert : les asperges.
- Un produit laitier : le lait de vache (ou végétal) **sans sucre***.
- Un fruit : la compote de pomme **sans sucre ajouté**.

➢ **Les apports alimentaires en sodium ainsi que ceux en sucres rapides sont très faibles.**

ꕤ *Dîner équilibré du jour N°2* ꕤ

- Poireaux sauce vinaigrette, curcuma, poivre et persil.

- Turbo cuit vapeur (cuit **sans sel**).

- Chou-fleur cuit vapeur (cuit **sans sel**).

- Crème fraîche accompagnée d'aneth et de gingembre moulu, sel « **de régime** » et poivre.
⇨ ***Si excès de cholestérol sanguin, consommez de la crème fraîche à 5% de matières grasses. Si intolérance au lactose, utilisez de la crème de soja « spéciale cuisine ».***

- Environ 120g de fromage blanc de soja **sans sucre*** accompagné d'une banane découpée en rondelles et d'une cuillère à café de graines de sésame **<u>pilées</u>**.

Résultats :

➢ Mon dîner **est équilibré**, car j'ai apporté :

- Les matières grasses : l'huile végétale de la vinaigrette.
- Les protéines : le turbo.
- Les légumes verts : le poireau et le chou-fleur.
- Les produits laitiers : le fromage blanc de soja **sans sucre*** et la crème fraîche (de soja ou non).
- Un fruit : la banane.

➢ **Les apports alimentaires en sodium sont modérés et ceux en sucres rapides sont très faibles.**

☙ Dîner équilibré du jour N°3 ❧

- Salade de concombre cru à la crème fraîche à 30% de matières grasses, vinaigre, sel « **de régime** », aneth et poivre.
⇨ ***Si excès de cholestérol sanguin, consommez modérément une crème fraîche à 15% maximum de matières grasses. Si intolérance au lactose utilisez de la crème de soja nature.***

- Une tranche de foie de veau poêlée, poivre et cumin.

- Poêlée de haricots verts **frais** revenue dans un peu d'huile d'olive extra vierge, sel « **de régime** » poivre, persil, cumin.

- Environ 40g de pain complet **sans sel**.

- Une poire.

Résultats :

➢ Mon dîner **est équilibré**, car j'ai apporté :

- Les matières grasses : l'huile d'olive extra vierge.
- Les protéines : le foie de veau.
- Un féculent (non obligatoire) : le pain complet **sans sel**.
- Les légumes verts : les haricots verts et le concombre.
- Un produit laitier : la crème fraîche ou la crème de soja.
- Un fruit : la poire.

➢ **Les apports alimentaires en sodium ainsi que ceux en sucres rapides sont très faibles.**

∞ Dîner équilibré du jour N°4 ∞

- Un beau maquereau **frais** cuit à la vapeur, poivre.

- Bouquets de chou brocoli cuits vapeurs et nappés d'une béchamel (avec noix de muscade râpée), poivre.
⇨ ***Si excès de cholestérol sanguin, confectionnez votre béchamel avec de l'huile d'olive extra vierge et non pas avec du beurre. Si intolérance au lactose utilisez du lait délactosé.***

- Environ 40g de pain multicéréale **sans sel**.

- Une crème aux œufs « maison » **sans sucre***.
⇨ ***Si intolérance au lactose utilisez du lait délactosé.***

- Une tartelette « maison » à la rhubarbe et aux myrtilles **sans sucre*** (confectionnée avec une pâte feuilletée ou brisée).

Résultats :

➢ Mon dîner **est équilibré**, car j'ai apporté :

- Les matières grasses : l'huile d'olive (ou le beurre).
- Les protéines : le maquereau frais.
- Un féculent (non obligatoire) : le pain **sans sel**.
- Les légumes verts : le chou brocoli et la rhubarbe.
- Les produits laitiers : le lait de la béchamel et la crème aux œufs **sans sucre***.
- Un fruit : les myrtilles.

➢ **Les apports alimentaires en sodium ainsi que ceux en sucres rapides sont très faibles.**

ഋ Dîner équilibré du jour N°5 ഌ

- Entrecôte de bœuf grillée, herbes de Provence, persil, poivre de Séchouan.

- Scarole sauce vinaigrette, persil, échalote, oignon rouge, graines de coriandre, graines de fenouil, une cuillère à café de graines de sésame **pilées**, poivre.

- Un yaourt de soja **sans sucre***.

- Un grand verre de jus de clémentine **100% pur jus**.
⇨ ***Toujours en fin du repas***.

Résultats :

➢ Mon dîner **est équilibré**, car j'ai apporté :

- Les matières grasses : l'huile végétale de la vinaigrette.
- Les protéines : l'entrecôte de bœuf.
- Les féculents sont absents (non obligatoires).
- Un légume vert : la scarole.
- Un produit laitier : le yaourt de soja **sans sucre***.
- Un fruit : le jus de clémentine **100% pur jus**.

➢ **Les apports alimentaires en sodium sont très faibles, ceux en sucres rapides sont modérés**.

ꕤ Dîner équilibré du jour N°6 ꕤ

- Salade composée avec des praires cuites et décortiquées, un œuf dur, tomate, épinards crus, quinoa, figues fraîches coupées en dés, le tout assaisonné d'une sauce fromage blanc nature, vinaigre, persil, échalote, oignon blanc, une cuillère à café de graines de sésame **pilées**, sumac, sel « **de régime** » et poivre.
⇨ ***Si excès de cholestérol sanguin, le fromage blanc sera consommé pauvre en matières grasses. Si intolérance au lactose il s'agira de fromage blanc de soja nature.***

- **Environ** 40g de pain aux graines **sans sel**.

Résultats :

➢ Mon dîner **est équilibré**, car j'ai apporté :

- Les matières grasses : l'huile végétale associée à la sauce fromage blanc.
- Les protéines : les praires et l'œuf.
- Les féculents (non obligatoires) : le pain aux graines **sans sel** et le quinoa.
- Les légumes verts : la tomate et les épinards.
- Les produits laitiers : le fromage blanc (de soja ou non) **sans sucre***.
- Un fruit : les figues fraîches.

➢ **Les apports alimentaires en sodium ainsi que ceux en sucres rapides sont très faibles.**

Trois semaines de menus proposés

Je vous propose pour clore ce troisième chapitre, trois semaines de menus équilibrés et **<u>TOUS</u>** adaptés à votre régime alimentaire imposé par votre corticothérapie par voie orale en cours.

Les quatorze premiers jours de menus, dénommés : **ꝏ JOUR N°1 ꝏ** à **ꝏ JOUR N°14 ꝏ ne sont pas tous adaptés**, sur le plan nutritionnel à un excès de cholestérol sanguin.

Les sept jours de menus suivants, dénommés : **ꝏ JOUR N°15 ꝏ** à **ꝏ JOUR N°21 ꝏ** sont tous adaptés, sur le plan nutritionnel, **<u>également</u> à un excès de cholestérol sanguin**.

Je n'ai pas inclus de menus adaptés à l'intolérance au lactose. Il vous appartiendra, dans ce cas, d'adapter les menus vous-même. Enfin, il ne s'agit ici que de propositions de menus. Il ne s'agit pas d'obligations. Ces menus servent à illustrer les conseils nutritionnels que je vous ai proposés depuis le début de cet ouvrage, concernant le régime alimentaire associé à la corticothérapie en cours.

Légende : ***sans sucre** = peut être édulcoré (aspartame, sucralose ou extraits de Stévia si vous le désirez). *MG = matière grasse.

☝ **Je vous rappelle que le sel « de régime » peut vous être strictement interdit si vous souffrez également d'insuffisance rénale.**

∞ *Jour N°1* ∞

Petit-déjeuner

- Boisson chaude au choix (hors café soluble et chicorée), **sans sucre***.
- Lait de vache accompagné de poudre chocolatée **sans sucre*** pour petit-déjeuner.
- Pain **sans sel**.
- Beurre **doux** (ou margarine végétale **non salée**).
- Figues fraîches.

Déjeuner

- Rôti de cheval, **non salé**.
- Purée de carottes, muscade moulue, poivre.
- Un yaourt aux fruits à 0% MG* **sans sucre***.
- Pain aux céréales **sans sel**.
- Riz au lait « maison » **sans sucre***.
- Kaki.

Dîner

- Filet de sole cuit dans une poêle en meunière, poivre, gingembre moulu, jus de citron.
- Bouquets de chou-fleur cuit à la vapeur, poivre.
- Crème fraîche accompagnée d'une pointe de paprika, aneth, persil, sel « **de régime** » et poivre.
- Pain **sans sel**.
- Fromage blanc nature **sans sucre***.
- Une salade de fruits « maison » **sans sucre ajouté**.

ꙮ *Jour N°2* ꙮ

Petit-déjeuner

- Boisson chaude au choix (hors café soluble et chicorée), **sans sucre***.
- Semoule au lait « maison» **sans sucre***.
- Un verre de jus d'orange **100% pur jus**.

Déjeuner

- Tomates sauce vinaigrette, persil, sel « **de régime** » et poivre.
- Steak grillé, sel « **de régime** » et poivre.
- Pâtes complètes cuites **sans sel**, assaisonnées d'une noisette de beurre **doux** cru (ou d'huile d'olive) et d'emmental râpé.
- Pain complet **sans sel**.
- Framboises.

Dîner

- Deux tranches de rôti de porc froid (cuit **sans sel**).
- Salade d'avocat sauce vinaigrette, accompagnée de pommes de terre, coriandre, graines de fenouil, poivre.
- Pain aux céréales **sans sel**.
- Un yaourt « **Calin+** » de Yoplait nature **sans sucre***.
- Poire.

꙳ *Jour N°3* ꙳

Petit-déjeuner

- Trois crêpes nature confectionnées « maison ».
- Un grand bol de lait de vache nature **sans sucre***.
- Salade de fruits frais « maison » **sans sucre ajouté**.

Déjeuner

- Salade de carottes râpées sauce vinaigrette, persil, coriandre, cerfeuil, ciboulette, oignon rouge et poivre.
- Une côte de porc grillée, sel « **de régime** » et poivre.
- Pommes de terre nouvelles cuites à la vapeur et persillées, gingembre moulu, accompagnées d'une noisette de beurre **doux**.
- Pain complet **sans sel**.
- 30g **maximum** de rocamadour (fromage affiné autorisé).
- Orange sanguine.

Dîner

- Une assiette de potage aux lentilles accompagné de crème fraîche, coriandre, poivre.
- Thon rouge grillé, aneth, poivre.
- Cœurs d'artichauts cuits à la vapeur.
- Crème fraîche accompagnée d'un peu d'aneth, poivre.
- Pain multicéréale **sans sel**.
- Compote de pommes **sans sucre ajouté**, accompagnée d'une cuillère à café de graines de sésame **pilées**.

ꕤ Jour N°4 ꕤ

Petit-déjeuner

- Ricoré **sans sucre***.
- Pain multicéréale **sans sel**.
- Beurre **doux**.
- Un yaourt aux fruits à 0% **MG*** **sans sucre***.

Déjeuner

- Blanc de poulet coupé en dés et rissolés dans un peu d'huile, de l'ail, de l'oignon, le tout assaisonné de cumin, persil et poivre.
- Pâtes complètes (cuites **sans sel**), accompagnées d'un peu d'huile végétale au choix.
- Pain complet **sans sel**.
- Fromage blanc de soja nature **sans sucre***.
- Banane.

Dîner

- Salade composée avec champignons de Paris frais crus, avocat, oignon rouge cru, dos de cabillaud cuit et froid émietté, cœur d'artichaut, vinaigrette, une cuillère à café de graines de sésame **pilées**, ciboule, paprika, coriandre, poivre.
- Deux petits suisses nature **sans sucre***.
- Abricots frais.

☙ Jour N°5 ❧

Petit-déjeuner

- Café **sans sucre***.
- Pain complet **sans sel**.
- 30g **maximum** de pouligny Saint-Pierre (fromage affiné autorisé).
- Deux fruits de la passion.

Déjeuner

- Gigot d'agneau (cuit **non salé**).
- Flageolets frais (**pas de conserve**) **non salés**.
- Pain complet **sans sel**.
- Scarole à volonté avec vinaigrette, échalote, persil, sel « **de régime** » et poivre.
- Une liégeois au café **light**.
- Kaki.

Dîner

- Foie de génisse poêlé, cumin, poivre.
- Haricots verts **frais**, sautés dans un peu d'huile végétale, cumin, persil, sel « **de régime** » et poivre.
- Pain de seigle **sans sel**.
- Faisselle **sans sucre***.
- Deux clémentines.

ꕤ Jour N°6 ꕤ

Petit-déjeuner

- Décaféiné **sans sucre***.
- Lait de soja **sans sucre***.
- Pain complet **sans sel** grillé (grillé soi-même).
- Compote de pommes **sans sucre ajouté**.

Déjeuner

- Salade de riz (cuit **sans sel**) avec poivron vert, épinards crus, lardons **nature**, tomate, vinaigrette, une cuillère à café de graines de sésame **pilées**, persil, échalote, oignon rouge, sel « **de régime** », poivre.
- Pain multicéréale **sans sel**.
- Un yaourt « **Calin+** » de Yoplait nature **sans sucre***.
- Poire.

Dîner

- Une assiette de potage épaisse « maison » **sans sel**.
- Deux œufs coques.
- Pain aux graines **sans sel**.
- Beurre **doux**.
- Petits suisses nature **sans sucre*** accompagnés d'une cuillère à café de graines de sésame **pilées**.
- Prunes.

ꟿ Jour N°7 ꟿ

Petit-déjeuner

- Un thé **sans sucre***.
- Un ramequin de riz au lait « maison » **sans sucre***.
- Deux oranges fraîches pressées avec leur pulpe.

Déjeuner

- Radis et beurre **doux**.
- Poitrine de porc grillée, herbes de Provence, poivre.
- Purée de pommes de terre, beurre **doux**, noix de muscade moulue.
- Pain complet **sans sel**.
- 30g **maximum** de maasdam (fromage affiné autorisé).
- Pomme au four **sans sucre***.

Dîner

- Un maquereau cuit en papillote, accompagné de petits légumes au choix (**pas de céleri ni bette**), persil, sumac, poivre.
- Riz complet cuit à la créole (cuit **sans sel**).
- Une crème dessert au choix **light**.
- Pain aux graines **sans sel**.
- Groseilles fraîches.

ཱ Jour N°8 ཱ

Petit-déjeuner

- Boisson chaude au choix (pas de chicoré ni de café soluble) **sans sucre***.
- Far breton « maison » aux prunes **sans sucre***.

Déjeuner

- Tomates sauce vinaigrette, sel « **de régime** » et poivre.
- Rôti de porc (cuit **sans sel**).
- Lentilles au naturel cuisinées « maison » **sans sel**.
- Pain aux graines **sans sel**.
- Un yaourt « **Calin+** » de Yoplait nature **sans sucre***.
- Mûres fraîches.

Dîner

- Salade de pommes de terre, sauce vinaigrette, graines de fenouil, coriandre, gingembre moulu, poivre.
- Une darne de saumon cuite à la vapeur, aneth, poivre.
- Poêlée de champignons revenue dans un peu d'huile végétale au choix, poivre.
- Crème fraîche, accompagnée d'aneth, sel « **de régime** » et poivre.
- Pain aux quatre céréales **sans sel**.
- Deux fruits de la passion.

꧁ Jour N°9 ꧂

Petit-déjeuner

- Ricoré au lait **sans sucre***.
- Pain aux quatre céréales **sans sel**.
- Margarine végétale **sans sel**.
- Un jus de pamplemousse **100% pur jus**.

Déjeuner

- Lasagnes confectionnées « maison » **sans sel**, accompagnées de noix de muscade moulue, basilic, poivre.
- Salade de pissenlits, sauce vinaigrette, échalote, persil, sel « **de régime** », poivre.
- Pain complet **sans sel**.
- 30g **maximum** environ d'emmental (fromage affiné autorisé).
- Ananas.

Dîner

- Une assiette de potage confectionné « maison » **sans sel**.
- Rôti de cheval (cuit **sans sel**)
- Chou vert frais, cuit à la vapeur.
- Crème fraîche au curry.
- Pain multicéréale **sans sel**.
- Salade de fruits frais « maison » **sans sucre ajouté**.

ꕥ *Jour N°10* ꕥ

Petit-déjeuner

- Café nature **sans sucre***.
- Pain complet **sans sel**.
- 30g **maximum** environ de neufchâtel (fromage affiné autorisé).
- Banane.

Déjeuner

- Cœur de bœuf cuit à la poêle légèrement huilée, cumin, poivre.
- Coquillettes complètes cuites **sans sel**, une noisette de beurre **doux** cru, safran, poivre.
- Haricots beurre sautés dans un peu d'huile d'olive extra vierge, cumin, sel « **de régime** » et poivre.
- Pain complet **sans sel**.
- Faisselle **sans sucre*** accompagnée de groseilles fraîches et d'une cuillère à café de graines de sésame **pilées**.

Dîner

- Un artichaut.
- Poulet basquaise « maison » (**sans sel** et pas de poivron rouge), paprika fumé, poivre.
- Tapioca au lait « maison » **sans sucre***.
- Fraises.

℘ *Jour N°11* ℘

Petit-déjeuner

- Lait d'amande chocolaté (chocolat **sans sucre***).
- Pain complet **sans sel** grillé.
- Compote de pomme **sans sucre a**jouté.
- Un yaourt « **Calin+** » de Yoplait nature **sans sucre***.

Déjeuner

- Radis noir et margarine végétale **sans sel**.
- Entrecôte grillée, poivre de Séchouan, herbes de Provence.
- Tagliatelles **complètes** cuites **sans sel**, accompagnées de gruyère râpé, gingembre moulu, poivre.
- Fromage blanc **sans sucre*** accompagné de framboises fraîches et d'une cuillère à café de graines de sésame **pilées**.

Dîner

- Deux œufs cuits sur le plat, « **sel de régime** », poivre.
- Topinambours cuit à la vapeur, « **sel de régime** » et poivre.
- Pain aux céréales **sans sel**.
- Une crème dessert **light** au choix.
- Une pomme cuite au four **sans sucre***.

∞ Jour N°12 ∞

Petit-déjeuner

- Thé **sans sucre***.
- Riz au lait confectionné « maison » **sans sucre***.
- Un verre de jus de clémentine **100% pur jus**.

Déjeuner

- Potage de légumes verts « maison » **sans sel**, poivre.
- Mijoté de poulet aux olives **sans sel**, cardamome, coriandre, poivre.
- Frites (**non salées**).
- Pain complet **sans sel**.
- Deux petits suisses nature **sans sucre***.
- Orange.

Dîner

- Filet de truite aux amandes cuit en papillote, jus de citron, graines de fenouil, poivre.
- Chou romanesco cuit à la vapeur, sel « **de régime** » et poivre.
- Crème fraîche, sel « **de régime** », poivre et aneth.
- Pain multicéréale **sans sel**.
- Compote de poires **sans sucre ajouté**.

༄ Jour N°13 ༄

Petit-déjeuner

- Lait chocolaté **sans sucre*** (avec du chocolat non sucré).
- Pain complet **sans sel** grillé (grillé soi-même).
- Beurre **doux**.
- Figues fraîches.

Déjeuner

- Un demi-avocat.
- Chili con carné « maison » **sans sel**, piment fort, poivre.
- Riz complet cuit à la créole **sans sel**.
- Pain multicéréale **sans sel**.
- 30g **maximum** de pouligny Saint-Pierre (fromage affiné autorisé).
- Mangue.

Dîner

- Gigot d'agneau grillé (cuit **sans sel**).
- Carottes braisées, curcuma, poivre.
- Pain complet **sans sel**.
- Yaourt aux fruits à 0% **MG*** **sans sucre***.
- Compote de pommes **sans sucre ajouté** assaisonnée d'une cuillère à café de graines de sésame **pilées**.

ꕤ *Jour N°14* ꕤ

Petit-déjeuner

- Café au lait **sans sucre***.
- Gâteau au chocolat confectionné « maison » **sans sucre***.
- Une salade de fruits « maison » **sans sucre ajouté**.

Déjeuner

- Une escalope de veau grillée, sumac, coriandre, poivre.
- Crème fraîche accompagnée de champignons de Paris frais, poivre.
- Salade verte à volonté, vinaigrette, persil, sel « **de régime** » et poivre.
- Pain aux céréales **sans sel**.
- Gâteau de riz fait « maison » **sans sucre***.

Dîner

- Salade composée avec du vermicelle de riz cuit **sans sel**, lardons **nature** cuits, œuf, une pomme coupée en dés, 30g **maximum** d'emmental coupé en dés (fromage affiné autorisé), graines de fenouil, graines de coriandre, oignon rouge, poivre et une cuillère à café de graines de sésame **pilées**.
- Pain **sans sel**.

ꕥ Jour N°15 ꕥ

(Menu adapté à l'excès de cholestérol sanguin)

Petit-déjeuner

- Boisson chaude au choix (hors chicoré et café soluble), **sans sucre***.
- Lait de vache écrémé **sans sucre***.
- Biscottes **sans sel** (non idéales sur le plan nutritionnel).
- Margarine végétale (au mieux : St Hubert **sans sel**).
- Kiwi.

Déjeuner

- Hachis Parmentier « maison » confectionné **sans sel**.
- Laitue sauce vinaigrette, ciboulette, cerfeuil, coriandre, oignon rouge et poivre.
- Pain complet **sans sel**.
- Petits suisses maigres **sans sucre***.
- Pêche.

Dîner

- Congre cuit au court bouillon **sans sel**, poivre.
- Choux de Bruxelles cuits à la vapeur, sel « **de régime** », poivre.
- Crème fraîche liquide à 5% **MG***, accompagnée d'aneth, gingembre moulu et poivre.
- Pain aux quatre céréales **sans sel**.
- Compote d'abricot **sans sucre ajouté**.

ꕤ Jour N°16 ꕤ

(Menu adapté à l'excès de cholestérol sanguin)

Petit-déjeuner

- Café **sans sucre***.
- Semoule au lait d'amande **sans sucre***.
- Un verre de jus de clémentine **100% pur jus** avec sa pulpe.

Déjeuner

- Salade de haricots beurre froids, accompagnée d'une vinaigrette à base d'huile d'olive extra vierge, coriandre, échalote, cumin, une cuillère à café de graines de sésame **pilées**, poivre.
- Une côte de porc **grillée**, poivre de Séchouan, herbes de Provence.
- Lentilles préparées « maison » **sans sel**.
- Pain complet **sans sel**.
- Fromage blanc de soja nature **sans sucre***.
- Une poire cuite au four **sans sucre***.

Dîner

- Plie cuite au four, gingembre moulu, poivre.
- Mâche à volonté avec vinaigrette à base d'huile d'olive extra vierge ou d'huile de noix, oignon rouge, sel « **de régime** », poivre.
- Pain de seigle **sans sel**.
- Clafoutis aux cerises « maison » **sans sucre***.

☙ *Jour N°17* ❧

(Menu adapté à l'excès de cholestérol sanguin)

Petit-déjeuner

- Deux galettes de sarrasin nature
de confection « maison » **sans sel**.
- Lait de chèvre demi-écrémé chocolaté
(chocolat **sans sucre***).
- Kiwi.

Déjeuner

- Bœuf bourguignon confectionné « maison » **sans sel**,
anis étoilé dans la sauce, cardamome,
carottes, poireaux, bouquet garni, poivre.
- Frites, sel « **de régime** ».
- Pain aux quatre céréales **sans sel**.
- Un yaourt « **Calin+** » de Yoplait nature **sans sucre***.
- Pomme.

Dîner

- Blancs de poireaux à la sauce vinaigrette
(huile d'olive ou huile de noix), sel « **de régime** », poivre.
- Brochettes de viandes **grillées**
(après avoir marinées dans une marinade composée
d'un bâton de cannelle et d'un anis étoilé), poivre.
- Pain complet **sans sel**.
- Faisselle à 0% **MG*** **sans sucre*** assaisonnée
d'une cuillère à café de graines de sésame **pilées**.
- Brugnon.

ꕤ Jour N°18 ꕤ

(Menu adapté à l'excès de cholestérol sanguin)

Petit-déjeuner

- Ricoré **sans sucre***.
- Crêpes confectionnées « maison»,
et fourrées d'une compote de fruits au choix **sans sucre ajouté**.
- Deux petits suisses à 0% **MG* sans sucre***.

Déjeuner

- Salade de pommes de terre sauce vinaigrette
(huile de noix), échalote, graines de fenouil, poivre.
- Maquereau grillé, piment d'Espelette moulu.
- Carottes jeunes braisées dans un peu d'huile d'olive extra
vierge, safran, thym, laurier, sel « **de régime** » et poivre.
- Pain complet **sans sel**.
- Riz au lait « maison » **sans sucre***.
- Mandarines.

Dîner

- Une dorade cuite au four, aneth, curcuma, poivre.
- Purée de fèves, un peu de margarine végétale **non salée**,
noix de muscade moulue, poivre.
- Un yaourt aux fruits à 0% **MG* sans sucre***.
- Pain aux céréales **sans sel**.
- Une salade de fruits « maison » **sans sucre ajouté**.

∞ Jour N°19 ∞

(Menu adapté à l'excès de cholestérol sanguin)

Petit-déjeuner

- Pain complet **sans sel**.
- Compote de fruits au choix **sans sucre ajouté**.
- Fromage blanc à 0% **MG*** **sans sucre***.
- Un verre de jus d'orange **100% pur jus** avec sa pulpe.

Déjeuner

- Tomate, avocat, un œuf, sauce vinaigrette (huile d'olive extra vierge ou huile de noix), persil, échalote, sel « **de régime** » et poivre.
- Poulet rôti (**ne pas consommer la peau**).
- Quinoa.
- 30g environ **maximum** de neufchâtel.
(Pas plus de deux parts d'**environ** 30g de fromage affiné **autorisé** par semaine en totalité).
- Pain multicéréale **sans sel**.
- Deux fruits de la passion.

Dîner

- Brochettes de foie de porc grillées, cumin, poivre.
- Laitue sauce vinaigrette, gingembre moulu, sel « **de régime** », une cuillère à café de graines de sésame **pilées**, poivre.
- Pain de son **sans sel**.
- Un yaourt « **Calin+** » de Yoplait nature **sans sucre***.
- Framboises fraîches.

ꕥ *Jour N°20* ꕥ

(Menu adapté à l'excès de cholestérol sanguin)

Petit-déjeuner

- Café au lait demi-écrémé **sans sucre***.
- Pain complet **sans sel**.
- Margarine végétale (au mieux : St Hubert oméga 3 **sans sel**).
- Kaki.

Déjeuner

- Un steak haché grillé, pigment fort moulu, poivre.
- Gratin de courgettes (avec leur peau), nappé d'une béchamel confectionnée avec de l'huile d'olive extra vierge, noix de muscade moulue, poivre.
- Semoule au lait « maison» **sans sucre***.
- Nèfles.

Dîner

- Lait de chèvre demi-écrémé en boisson nature **sans sucre***.
- Ragoût de lapin, safran, thym, laurier, poivre, accompagné de pommes de terre et de carottes.
- Pain complet **sans sel**.
- Tartelette aux groseilles **sans sucre*** (confectionnée « maison » avec une pâte brisée **sans sel**).

ꕤ Jour N°21 ꕤ

(Menu adapté à l'excès de cholestérol sanguin)

Petit-déjeuner

- Un bol de lait de brebis demi-écrémé nature **sans sucre***.
- Crêpes confectionnées « maison » nature.
- Demi-pamplemousse.

Déjeuner

- Concombre à la crème fraîche à 5% **MG***,
aneth, une cuillère à café de graines de sésame **pilées**,
sel « **de régime** », poivre.
- Pintade rôtie.
- Boulgour.
- Pain multicéréale **sans sel**.
- Pêche.

Dîner

- Epinards à la florentine (deux œufs),
avec une béchamel confectionnée avec de l'huile d'olive extra vierge, noix de muscade moulue, sel « **de régime** », poivre.
- Pain complet **sans sel**.
- Une crème dessert **light**.
- Une compote de pomme **sans sucre ajouté**.

Chapitre 4
BILAN HEBDOMADAIRE

A la fin de **chaque semaine**, faites le point !

Dans cet exercice qui s'effectue sous la forme de plusieurs tableaux, ce sera votre honnêteté qui paiera, et qui vous permettra de mieux progresser dans votre travail d'apprentissage de l'équilibre de votre alimentation **pendant la corticothérapie**.

Il n'est pas fréquent de tout réussir du premier coup. Rares sont celles et ceux qui obtiennent, dès les premières consultations de suivi diététique aux cabinets, d'excellents résultats. Le plus important, c'est comprendre les règles alimentaires proposées.

A la fin de **chaque semaine**, après remplissage des divers tableaux, vous comptabiliserez un nombre de points global, qui sera représentatif de vos résultats hebdomadaires. Celui-ci vous servira de synthèse extrêmement efficace de la progression, **positive ou négative**, de votre travail diététique en cours.

Dans les tableaux à remplir, **chaque case** de la colonne intitulée « **Cumul des points hebdomadaires** » correspond au cumul des points **pour une semaine**. Chaque colonne de chaque tableau comporte **huit cases**, il vous faudra donc **huit semaines** pour remplir chaque tableau au complet.

Je vous conseille de scanner et d'imprimer ces tableaux vierges. Ainsi, une fois remplis, vous pourrez les remplir à nouveau...

Analyse hebdomadaire globale de votre travail diététique

Comportement nutritionnel hebdomadaire global.	**Cumul des points hebdomadaires**
Je **n'ai pas** consommé de petit-déjeuner, **tous les jours** de la semaine. *Comptabilisez 0 point.*	
J'ai consommé un petit-déjeuner, **tous les jours** de la semaine. *Comptabilisez 12 points.*	
Je **n'ai pas toujours** respecté au cours des petits-déjeuners de cette semaine, les conseils diététiques de proposés. *Comptabilisez 0 point.*	
Je pense avoir respecté au cours de **chaque** petit-déjeuner de cette semaine, les conseils diététiques de proposés. *Comptabilisez 12 points.*	
Je **n'ai pas** consommé de déjeuner, **tous les jours** de la semaine. *Comptabilisez 0 point.*	
J'ai consommé un déjeuner, **tous les jours** de la semaine. *Comptabilisez 12 points.*	

Je **n'ai pas toujours** respecté au cours des déjeuners de cette semaine, les conseils diététiques de proposés. *Comptabilisez **0 point**.*				
Je pense avoir respecté au cours de **chaque** déjeuner de cette semaine, les conseils diététiques de proposés. *Comptabilisez **12 points**.*				
Je **n'ai pas** consommé de dîner, **tous les jours** de la semaine. *Comptabilisez **0 point**.*				
J'ai consommé un dîner, **tous les jours** de la semaine. *Comptabilisez **12 points**.*				
Je **n'ai pas toujours** respecté au cours des dîners de cette semaine, les conseils diététiques de proposés. *Comptabilisez **0 point**.*				
Je pense avoir respecté au cours de **chaque** dîner de cette semaine, les conseils diététiques de proposés. *Comptabilisez **12 points**.*				
Je **n'ai pas toujours** respecté au cours du/des goûters de cette semaine, les conseils de proposés. *Comptabilisez **0 point**.*				
Je pense avoir respecté au cours du/des gouters de cette semaine, les conseils diététiques de proposés. *Comptabilisez **12 points**.*				

Je **n'ai** consommé **aucun** goûter cette semaine. *Comptabilisez **12 points**.* ***(Points acquis par défaut).***				
Je **n'ai pas toujours** veillé à limiter mes apports en sodium et en sucre cette semaine au cours de **tous** mes repas. *Comptabilisez **0 point**.*				
J'ai toujours veillé à limiter mes apports en sodium et en sucre cette semaine au cours de **tous** mes repas. *Comptabilisez **12 points**.*				
1er sous-total. Cumul général des points hebdomadaires globaux. A reporter à la page N°166, puis RDV à la page N°153.				

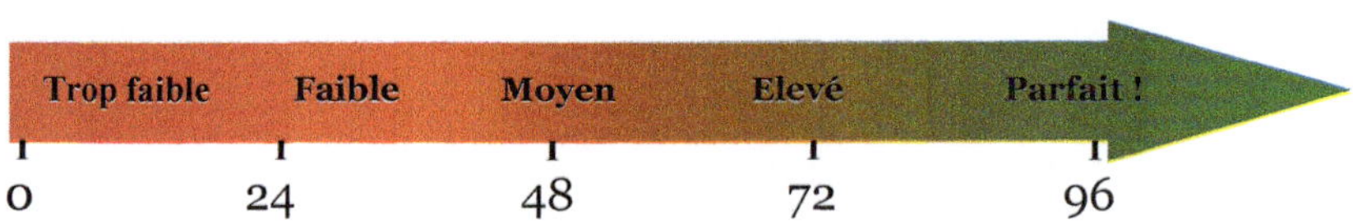

Baromètre de votre résultat

Analyse hebdomadaire concernant vos petits-déjeuners

Comportement nutritionnel hebdomadaire au PETIT-DEJEUNER.	**Cumul des points hebdomadaires.**
Je **<u>n'ai jamais</u>** consommé de petit-déjeuner cette semaine : **<u>ne remplissez pas ce tableau</u>**. *Comptabilisez **0 point*** **dans le tableau de la page N°166, puis RDV à la page N°156.**	
Je **n'ai pas** consommé de petit-déjeuner **tous les jours** de la semaine. *Comptabilisez **0 point**.*	
J'ai consommé un petit-déjeuner, **tous les jours** de cette semaine. *Comptabilisez **10 points**.*	
Il m'est arrivé de consommer cette semaine au petit-déjeuner du beurre (ou autres matières grasses...) **<u>salé(es)</u>**. *Comptabilisez **0 point**.*	
Je **n'ai <u>jamais</u>** consommé au petit-déjeuner, du beurre (ou autres matières grasses...) **<u>salé(es)</u>** cette semaine. *Comptabilisez **12 points**.*	

Je **n'ai pas** consommé de féculent **à chaque** petit-déjeuner cette semaine. *Comptabilisez* ***0 point.***				
J'ai consommé à **chaque** petit-déjeuner un ou des féculents cette semaine. *Comptabilisez* ***8 points.***				
Il m'est arrivé de consommer cette semaine au petit-déjeuner, du pain et/ou des biscottes **salé(e)s**. *Comptabilisez* ***0 point.***				
Je **n'ai jamais** consommé cette semaine au petit-déjeuner, du pain et/ou des biscottes **salé(e)s**. *Comptabilisez* ***12 points.***				
Il **m'est arrivé** de consommer cette semaine au petit-déjeuner, des aliments industriels **salés et/ou sucrés** tels : pain au lait, viennoiserie, muesli, céréales soufflées, charcuteries... *Comptabilisez* ***0 point.***				
Je **n'ai jamais** consommé cette semaine au petit-déjeuner, des aliments industriels **salés et/ou sucrés** tels : pain au lait, viennoiserie, muesli, céréales soufflées, charcuteries... *Comptabilisez* ***12 points.***				
Il m'est arrivé de **ne pas consommer** cette semaine au petit-déjeuner de produit laitier. *Comptabilisez* ***0 point.***				

J'ai consommé cette semaine **à chaque** petit-déjeuner un produit laitier. *Comptabilisez* ***12 points.***				
Je **n'ai pas** consommé cette semaine, à **chaque** petit-déjeuner un fruit, et/ou jus de fruit, et/ou compote de fruits. *Comptabilisez* ***0 point.***				
J'ai consommé cette semaine, **à chaque** petit-déjeuner un fruit, et/ou jus de fruit, et/ou une compote de fruits. *Comptabilisez* ***8 points.***				
Il m'est arrivé de consommer au petit-déjeuner des aliments sucrés cette semaine. *Comptabilisez* ***0 point.***				
Je **n'ai jamais** consommé au petit-déjeuner d'aliment sucré cette semaine. *Comptabilisez* ***12 points.***				
2eme sous total. Cumul hebdomadaire des points du petit-déjeuner. A reporter à la page N°166, puis RDV à la page N°156.				

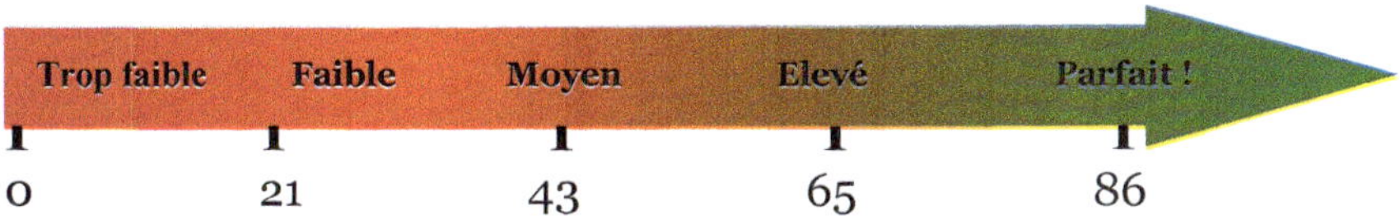

Baromètre de votre résultat

Analyse hebdomadaire concernant vos déjeuners

Comportement nutritionnel hebdomadaire au DEJEUNER.	**Cumul des points hebdomadaires**
Je **n'ai jamais** consommé de **déjeuner** cette semaine : **ne remplissez pas ce tableau**. *Comptabilisez 0 point* **dans le tableau page N°166, puis RDV à la page N°161.**	
Je **n'ai pas** consommé de déjeuner, **tous les jours** de cette semaine. *Comptabilisez 0 point.*	
J'ai consommé un déjeuner, **tous les jours** de cette semaine. *Comptabilisez 10 points.*	
Il m'est arrivé de consommer au déjeuner du beurre (ou autres matières grasses) **salé(es)** cette semaine. *Comptabilisez 0 point.*	
Je **n'ai jamais** consommé au déjeuner, du beurre (ou autres matières grasses) **salé(es)** cette semaine. *Comptabilisez 12 points.*	

Je **n'ai pas** consommé cette semaine, à chaque déjeuner de la viande et/ou poisson et/ou œufs et/ou assimilés. *Comptabilisez* ***0 point.***				
J'ai consommé cette semaine **à chaque** déjeuner de la viande et/ou poisson et/ou œufs et/ou assimilés. *Comptabilisez* ***10 points.***				
J'ai fais de mon mieux cette semaine, au cours de mes déjeuners, pour consommer les viandes et/ou les poissons et/ou leurs assimilés, **les plus pauvres** en sodium. *Comptabilisez* ***12 points.***				
Il m'est arrivé de consommer de la charcuterie ou des plats du traiteur, industriels, cette semaine au déjeuner. *Comptabilisez* ***0 point.***				
Je n'ai consommé **aucune** charcuterie cette semaine au déjeuner ni de plat du traiteur ou industriel. *Comptabilisez* ***12 points.***				
Je **n'ai pas** consommé cette semaine à **chaque** déjeuner de féculent. *Comptabilisez* ***0 point.***				
J'ai consommé cette semaine **à chaque** déjeuner au moins un féculent. *Comptabilisez* ***10 points.***				

Il m'est arrivé de consommer un/des féculents **salés** (pain, biscotte, pâtes...) au déjeuner cette semaine. *Comptabilisez **0 point**.*				
Je **n'ai jamais** consommé au déjeuner, un/des féculents **salés** (pain, biscotte, pâtes...) au déjeuner cette semaine. *Comptabilisez **12 points**.*				
Je **n'ai pas** favorisé cette semaine au déjeuner, la consommation de féculents **complets** (pâtes, pain, riz complets...) *Comptabilisez **0 point**.*				
J'ai favorisé cette semaine au déjeuner, la consommation de féculents **complets** (pâtes, pain, riz complets...) *Comptabilisez **5 points**.*				
Je **n'ai pas** consommé cette semaine à **chaque** déjeuner des légumes verts. *Comptabilisez **0 point**.*				
J'ai consommé cette semaine à **chaque** déjeuner des légumes verts. *Comptabilisez **5 points**.*				
J'ai fais de mon mieux cette semaine, au cours de mes déjeuners, pour **ne pas** consommer les légumes verts **les plus riches** en sodium. *Comptabilisez **12 points**.*				

Je **n'ai pas** consommé cette semaine à **chaque** déjeuner un produit laitier. *Comptabilisez **0 point**.*				
J'ai consommé cette semaine à **chaque** déjeuner un produit laitier. *Comptabilisez **12 points**.*				
Il m'est arrivé de consommer du fromage affiné **interdit** au déjeuner cette semaine. *Comptabilisez **0 point**.*				
J'ai consommé du fromage affiné au déjeuner cette semaine, cependant **jamais** de fromage **affiné interdit**. *Comptabilisez **12 points**.*				
Je **n'ai jamais** consommé au déjeuner, du fromage **affiné** cette semaine. *Comptabilisez **12 points**.*				
Je **n'ai pas** consommé cette semaine, un fruit ou une compote de fruit ou salade de fruits... à **chaque** déjeuner. *Comptabilisez **0 point**.*				
J'ai consommé cette semaine un fruit ou une compote de fruit ou salade de fruits... à **chaque** déjeuner. *Comptabilisez **5 points**.*				
Il m'est arrivé de consommer au déjeuner des aliments sucrés cette semaine. *Comptabilisez **0 point**.*				

Je **n'ai <u>jamais</u>** consommé au déjeuner des aliments sucrés cette semaine. *Comptabilisez **12 points**.*				
Il m'est arrivé de déjeuner cette semaine avec la salière sur la table. *Comptabilisez **0 point**.*				
Je **n'ai <u>jamais</u>** déjeuné cette semaine avec la salière sur la table. *Comptabilisez **12 points**.*				
Il m'est arrivé de saler mes préparations culinaires avant de les consommer (hors « sel **de régime** »). *Comptabilisez **0 point**.*				
Je **n'ai <u>jamais</u>** salé mes préparations culinaires avant de les consommer (hors « sel **de régime** »). *Comptabilisez **12 points**.*				
3eme sous total. Cumul des points hebdomadaires du déjeuner. A reporter à la page N°166, puis RDV à la page N°161.				

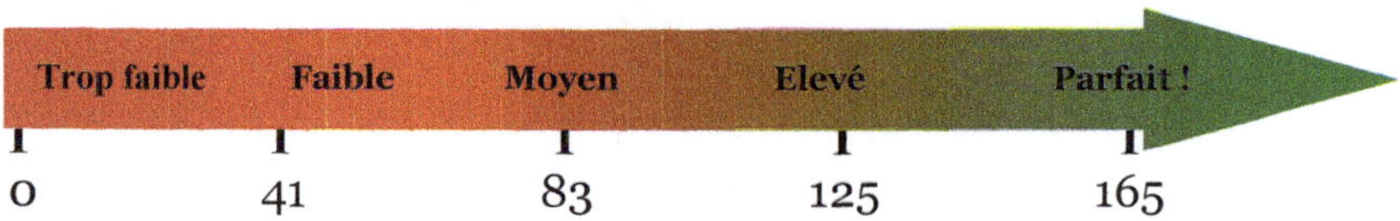

Baromètre de votre résultat

Analyse hebdomadaire
concernant vos goûters et dîners

Comportement nutritionnel hebdomadaire au DÎNER.	**Cumul des points hebdomadaires**
Je **n'ai jamais** consommé de **dîner** cette semaine : **ne remplissez pas ce tableau**. *Comptabilisez* ***0 point*** **dans le tableau page N°166.**	
Je **n'ai pas** consommé de dîner, **tous les jours** de cette semaine. *Comptabilisez* ***0 point.***	
J'ai consommé un dîner, **tous les jours** de cette semaine. *Comptabilisez* ***10 points.***	
Il m'est arrivé de consommer au dîner du beurre (ou autres matières grasses) **salé(es)** cette semaine. *Comptabilisez* ***0 point.***	
Je **n'ai jamais** consommé au dîner, du beurre (ou autres matières grasses) **salé(es)** cette semaine. *Comptabilisez* ***12 points.***	
Je **n'ai pas** consommé cette semaine, à **chaque** dîner, de la viande, et/ou poisson et/ou œufs et/ou assimilés*. *Comptabilisez* ***0 point.***	

J'ai consommé cette semaine à **chaque** dîner, de la viande, et/ou poisson et/ou œufs et/ou assimilés*. *Comptabilisez **8 points**.*				
J'ai fais de mon mieux cette semaine, au cours de mes dîners, pour consommer les viandes et/ou les poissons et/ou leurs assimilés*, **les plus pauvres** en sodium. *Comptabilisez **12 points**.*				
Il m'est arrivé de consommer de la charcuterie ou des plats du traiteur, industriels, cette semaine au dîner. *Comptabilisez **0 point**.*				
Je n'ai consommé **aucune** charcuterie cette semaine au dîner ni de plat du traiteur ou industriel. *Comptabilisez **12 points**.*				
Il m'est arrivé de consommer un/des féculents **salés** (pain, biscotte, pâtes...) au dîner cette semaine. *Comptabilisez **0 point**.*				
Je **n'ai jamais** consommé un/des féculents **salés** (pain, biscotte, pâtes...) au dîner cette semaine. *Comptabilisez **12 points**.*				
Je **n'ai pas** consommé à **chaque** dîner, des légumes verts cette semaine. *Comptabilisez **0 point**.*				
J'ai consommé à **chaque** dîner, des légumes verts cette semaine. *Comptabilisez **10 points**.*				

J'ai fais de mon mieux cette semaine au cours de mes dîners, pour consommer les légumes verts les **plus pauvres** en sodium. *Comptabilisez **12 points**.*				
Je **n'ai pas** consommé cette semaine à **chaque** dîner un produit laitier. *Comptabilisez **0 point**.*				
J'ai consommé cette semaine à **chaque** dîner un produit laitier. *Comptabilisez **12 points**.*				
J'ai consommé du fromage affiné au dîner cette semaine. *Comptabilisez **0 point**.*				
Je **n'ai jamais** consommé de fromage affiné au dîner cette semaine. *Comptabilisez **12 points**.*				
Je **n'ai pas** consommé cette semaine, un fruit ou une compote de fruits ou salade de fruits... à **chaque** dîner. *Comptabilisez **0 point**.*				
J'ai consommé cette semaine un fruit ou une compote de fruit ou salade de fruits... à **chaque** dîner. *Comptabilisez **5 points**.*				
Il m'est arrivé de consommer au dîner des aliments sucrés cette semaine. *Comptabilisez **0 point**.*				
Je **n'ai jamais** consommé au dîner des aliments sucrés cette semaine. *Comptabilisez **12 points**.*				

Il m'est arrivé de dîner cette semaine, avec la salière sur la table. *Comptabilisez **0 point**.*				
Je n'ai jamais dîné cette semaine, avec la salière sur la table. *Comptabilisez **12 points**.*				
Il m'est arrivé de saler au dîner, mes préparations culinaires avant de les consommer (hors sel « **de régime** »). *Comptabilisez **0 point**.*				
Je **n'ai jamais** salé au dîner, mes préparations culinaires avant de les consommer (hors sel « **de régime** »). *Comptabilisez **12 points**.*				
Je **n'ai pas** consommé cette semaine à **chaque goûter** un produit laitier. *Comptabilisez **0 point**.*				
J'ai consommé cette semaine à **chaque goûter** un produit laitier. *Comptabilisez **12 points**.*				
Il **m'est arrivé** de consommer cette semaine au **goûter**, des aliments industriels **salés et/ou sucrés** tels : pain au lait, viennoiserie, muesli, céréales soufflées, charcuteries... *Comptabilisez **0 point**.*				

Je **n'ai jamais** consommé cette semaine au **goûter**, des aliments industriels **salés et/ou sucrés** tels : pain au lait, viennoiserie, muesli, céréales soufflées, charcuteries… *Comptabilisez **12 points**.*				
Je **n'ai pas** consommé cette semaine, un fruit ou une compote de fruits ou salade de fruits… à **chaque goûter**. *Comptabilisez **0 point**.*				
J'ai consommé cette semaine un fruit ou une compote de fruit ou salade de fruits… à **chaque goûter**. *Comptabilisez **5 points**.*				
Je **n'ai jamais** consommé de **goûter** cette semaine. *Comptabilisez **29 points**.* *(**Points acquis par défaut**).*				
4eme sous total. Cumul des points hebdomadaires du goûter et du dîner. A reporter à la page suivante.				

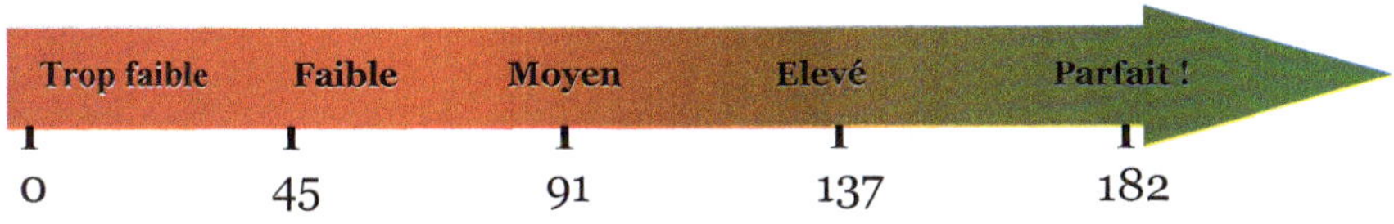

Baromètre de votre résultat

Bilan hebdomadaire général

DENOMINATION	Points acquis			
1er sous-total : cumul des points hebdomadaires **général**, obtenu **à la page N°152.** *(Puis retournez à la page N°153).*				
2eme sous-total : cumul des points hebdomadaires **du petit-déjeuner**, obtenu **à la page N°155 (ou N°153).** *(Puis retournez à la page N°156).*				
3eme sous-total : cumul des points hebdomadaires **du déjeuner**, obtenu **à la page N°160 (ou N°156).** *(Puis retournez à la page N°161).*				
4eme sous-total : cumul des points hebdomadaires **du dîner**, obtenu **à la page N°165 (ou N°161).**				
Total des points hebdomadaires cumulé.				

Résultats hebdomadaires globaux

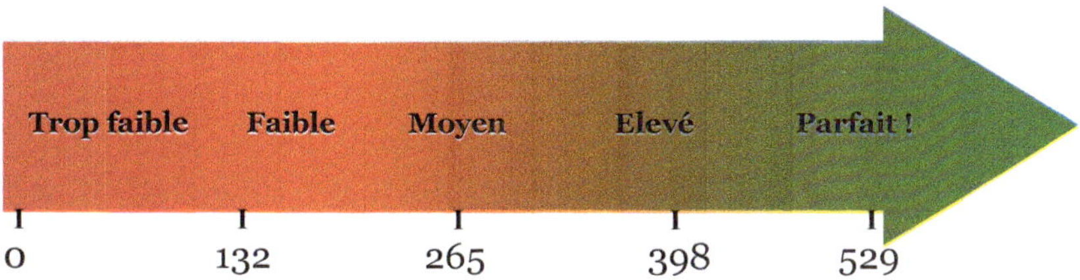

➤ Vous avez comptabilisé **moins de 176 points inclus.**

- Rendez-vous à la **page suivante.**

➤ Vous avez comptabilisé un total de points, **compris entre 177 points inclus et 352 points inclus.**

- Rendez-vous à **la page** N°169.

➤ Vous avez comptabilisé un total de points, **compris entre 353 points inclus et 528 points inclus.**

- Rendez-vous à la **page** N°170.

➤ Vous avez comptabilisé **529 points.**

- Rendez-vous à la **page** N°171.

- *Vous avez comptabilisé moins de 176 points inclus ?*

Le moins que l'on puisse dire c'est que vous êtes dans le « rouge », et ce, dans tous les sens du terme ! Que s'est-il passé ? Avec de tels résultats, votre alimentation n'est absolument pas adaptée à votre corticothérapie en cours : ressaisissez-vous !

➢ **Les modifications à apporter dans votre alimentation sont très/trop importantes** ? C'est très probable, cela arrive parfois au sein de ma patientelle. **Ne vous découragez pas, poursuivez vos efforts**, ce sera mieux la semaine prochaine !
➢ **Peut-être n'avez-vous pas bien compris les conseils nutritionnels prodigués au sein de cet ouvrage** ? Dans ce cas, reprenez tout depuis le début ! Cela arrive parfois au sein de ma patientelle, ne vous inquiétez pas : vous allez y arriver !
➢ **Peut-être que votre calcul final des points est faux** ! Si vous avez des doutes, refaites vos comptes !

Quoi qu'il en soit, il va falloir vous y mettre pour de bon, et ce, dès à présent ! Vous ne pouvez pas rester dans cet état d'échec ! Vous pouvez faire **beaucoup** mieux, et **surtout vous le devez** : croyez en vous-même et en vos capacités ! Vous allez y arriver, et cela, dès la semaine prochaine ! J'ai coutume de dire que **l'on apprend beaucoup plus de ses erreurs, que de ses succès**. Faites le point, au calme. Réfléchissez à ce que vous pouvez faire pour améliorer vos résultats hebdomadaires. Bon courage ! De toute façon, vous n'avez pas le choix : vous devez impérativement faire mieux la semaine prochaine.

Objectif pour la semaine prochaine : vous sortez du rouge !

- *Vous avez comptabilisé entre 177 points inclus et 352 points inclus ?*

Vos résultats de cette semaine ne sont pas très glorieux ! Que s'est-il passé ? Avec de tels résultats, vous ne pouvez pas accompagner efficacement sur un plan diététique votre corticothérapie en cours ! Vos habitudes hygiéno-diététiques actuelles sont presque totalement inadaptées à votre corticothérapie.

➢ **Les modifications à apporter dans votre alimentation sont très/trop importantes** ? C'est très probable, cela arrive parfois au sein de ma patientelle, d'où l'intérêt d'avoir acheté cet ouvrage (ou de venir me consulter) ! **Ne vous découragez pas**, **poursuivez vos efforts**, vous devez impérativement faire mieux la semaine prochaine !

➢ **Peut-être n'avez-vous pas bien compris les conseils nutritionnels prodigués au sein de cet ouvrage** ? Dans ce cas, reprenez tout depuis le début !

Evidement, plus votre score se rapproche des **352 points**, et mieux c'est, et plus vous descendez vers les **177 points**, et moins bien vos efforts nutritionnels sont et seront payants. Vos résultats sont, à l'heure actuelle, loin d'être parfaitement adaptés au soin diététique de votre corticothérapie en cours. Vous n'êtes pas tout à fait dans l'échec, mais pas non plus dans la réussite ! Il vous reste pas mal de travail à effectuer, pour atteindre dès la semaine prochaine, un bien meilleur résultat. Ce n'est jamais très facile de tout réussir dès la ou les premières fois. D'une façon ou d'une autre, vous n'avez pas le choix, vous devez faire mieux pour la semaine prochaine, bon courage !

Objectif pour la semaine prochaine : on passe au moins dans le bleu !

- Vous avez comptabilisé entre 353 points inclus et 528 points inclus ?

Vos résultats obtenus cette semaine **ne sont pas mauvais** (loin de là). Cependant, vous n'êtes pas non plus dans **le vert** ! Ce qui signifie que les efforts nutritionnels en cours actuellement, sont plus ou moins adaptés à votre corticothérapie en cours, mais que vous pouvez encore mieux faire.

➢ **Les modifications à apporter dans votre alimentation sont très/trop importantes** ? C'est possible, cela arrive parfois au sein de ma patientelle, d'où l'intérêt d'avoir acheté cet ouvrage (ou de venir me consulter) ! **Ne vous découragez pas** : vous serez dans **le vert** la semaine prochaine ! Plus qu'un petit effort !

Evidement, plus votre score se rapproche des **528 points** et mieux c'est, et plus vous descendez vers les **353 points**, et moins bien vos habitudes alimentaires actuelles sont adaptées au soin diététique de votre corticothérapie en cours. Dans leur globalité, les conseils hygiéno-diététiques ont été respectés et compris. Votre alimentation et votre équilibre alimentaire, dans leur ensemble, sont moyennement corrects. **Ce sont de bons à très bons résultats, je vous félicite tout de même**, car je sais à quel point il est parfois difficile, pour beaucoup d'entre vous, d'atteindre cette étape. Cependant, votre alimentation actuelle n'est toujours pas idéale, quelques erreurs subsistent... Encore quelques efforts ! Vous êtes très bien parti, ne relâchez rien.

Objectif pour la semaine prochaine : on passe dans le vert !

- *Vous avez comptabilisé 529 points.*

Un grand **BRAVO !**

Vous y êtes (enfin) arrivé ! C'est du **très bon travail** ! Toutes mes félicitations ! Je sais à quel point il peut être difficile, pour beaucoup d'entre vous, d'obtenir ce résultat optimal et je vous tire mon chapeau !

Votre alimentation ainsi que les règles hygiéno-diététiques suivies à l'heure actuelle, sont parfaitement adaptées à l'accompagnement diététique de votre corticothérapie en cours. Vous avez bien compris les règles diététiques proposées, et celles-ci sont bien suivies, c'est parfaitement orchestré.

Surtout ne relâchez rien, poursuivez dans cette dynamique nutritionnelle très positive.

ATTENTION : ne vous endormez pas non plus « sur vos lauriers » ! Rien n'est totalement acquis ! Restez vigilant(e). Poursuivez, chaque semaine le remplissage des tableaux, afin de toujours garder un œil sur vos résultats, vous permettant de rester, si possible dans **le vert** ! Bon courage pour la suite !

Objectif pour les semaines futures : on reste, si possible, dans le vert !

Paru chez B.O.D du même auteur

« **Recettes et menus pour la cortisone** »

Comme le titre l'indique, cet ouvrage proposé sous le format papier, mais également sous le format électronique (ebook ou kindle), vous propose de nouvelles idées de menus, ainsi que des techniques culinaires très simples à mettre en pratique, toutes parfaitement adaptées à la corticothérapie par voie orale.

Restez connecté(e) !

www.cedricmenarddieteticien.com

Parus chez B.O.D du même auteur

« Quelle alimentation pour les coliques néphrétiques (calcium) ? »
« Quelle alimentation pour les coliques néphrétiques (acide urique) ? »
« Quelle alimentation pour le diabète ? »
« Quelle alimentation pour la goutte ? »
« Quelle alimentation pour la constipation ? »
« Quelle alimentation pour la diarrhée chronique ? »
« Quelle alimentation pour l'hypothyroïdie ? »
« Quelle alimentation pour les reflux gastro-œsophagiens ? »
« Quelle alimentation pour l'hémochromatose ? »
« Quelle alimentation pour l'anémie ? »
« Quelle alimentation pour l'excès de cholestérol ? »
« Quelle alimentation pour l'insuffisance cardiaque ? »
« Quelle alimentation après un infarctus du myocarde ? »
« Quelle alimentation pour l'angine de poitrine ? »
« Quelle alimentation pour la gastrite ? »
« Quelle alimentation pour les inconforts digestifs ? »
« Quelle alimentation pour la maladie de Crohn ? »
« Quelle alimentation pour la rectocolite hémorragique ? »
« Quelle alimentation pour l'ostéoporose ? »
« Quelle alimentation pour la maigreur ? »
« Quelle alimentation avec la cortisone ? »
« Quelle alimentation pour la femme allaitante ? »
« Quelle alimentation pour la femme enceinte ? »
« Quelle alimentation pour la mucoviscidose ? »
« Quelle alimentation après 65 ans ? »
« Quelle alimentation pour les enfants et les ados ? »
« Quelle alimentation pour le sportif amateur ? »
« Le régime sans sel. »
« Le régime sans gluten. »
« Le régime sans lactose. »

« Quelle alimentation pour les adultes en bonne santé ? »
« Apprenez à manger & maigrissez ! »

« Recettes et menus pour perdre du poids »
« Recettes et menus pour la maigreur »
« Recettes et menus pour le diabète »
« Recettes et menus pour les reflux gastro-œsophagiens »
« Recettes et menus pour l'hypothyroïdie »
« Recettes et menus pour la goutte »
« Recettes et menus pour l'hémochromatose »
« Recettes et menus pour l'ostéoporose »
« Recettes et menus pour les diverticules coliques »
« Recettes et menus pour la gastrite »
« Recettes et menus pour la femme enceinte »
« Recettes et menus pour la femme allaitante »
« Recettes et menus pour les inconforts digestifs »
« Recettes et menus pour la rectocolite hémorragique »
« Recettes et menus pour la maladie de Crohn »
« Recettes et menus pour la constipation »
« Recettes et menus pour la diarrhée »
« Recettes et menus pour l'anémie »
« Recettes et menus pour l'insuffisance cardiaque »
« Recettes et menus après un infarctus du myocarde »
« Recettes et menus pour l'angine de poitrine »
« Recettes et menus pour l'excès de cholestérol »
« Recettes et menus pour les coliques néphrétiques uriques »
« Recettes et menus pour les coliques néphrétiques calciques »
« Recettes et menus pour la cortisone »
« Recettes et menus sans gluten »
« Recettes et menus sans sel »
« Recettes et menus sans lactose »
« Recettes et menus pour l'adulte en bonne santé »
« Recettes et menus après 65 ans »